大医传承文库·名老中医经验传承系列

李济仁经验传承

——重视脾胃培补肾本临证实践

主 编 李 艳

全国百佳图书出版单位
中国中医药出版社
·北 京·

图书在版编目（CIP）数据

李济仁经验传承：重视脾胃培补肾本临证实践 / 李艳主编 . — 北京：
中国中医药出版社，2023.12

（大医传承文库 . 名老中医经验传承系列）

ISBN 978-7-5132-7970-3

Ⅰ . ①李… Ⅱ . ①李… Ⅲ . ①中医临床—经验—中国—现代

Ⅳ . ① R249.7

中国版本图书馆 CIP 数据核字（2022）第 231848 号

中国中医药出版社出版

北京经济技术开发区科创十三街 31 号院二区 8 号楼
邮政编码　100176
传真　010－64405721
保定市中画美凯印刷有限公司印刷
各地新华书店经销

开本 710×1000　1/16　印张 9.25　字数 146 千字
2023 年 12 月第 1 版　2023 年 12 月第 1 次印刷
书号　ISBN 978-7-5132-7970-3

定价　49.00 元
网址　www.cptcm.com

服 务 热 线　010－64405510
购 书 热 线　010－89535836
维 权 打 假　010－64405753

微信服务号　zgzyycbs
微商城网址　https://kdt.im/LIdUGr
官 方 微 博　http://e.weibo.com/cptcm
天猫旗舰店网址　https://zgzyycbs.tmall.com

如有印装质量问题请与本社出版部联系（010－64405510）

《李济仁经验传承——重视脾胃培补肾本临证实践》
编委会

主　编　李　艳

副主编　纪超凡　杨　哲

编　委　李　艳　纪超凡　杨　哲　徐云生
　　　　　李明强　左　坚　谷绍飞　胡怡芳
　　　　　程修平　史　潮　李勇超　李国豪
　　　　　殷丽茹

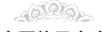

《大医传承文库》
顾　问

顾　问（按姓氏笔画排序）

丁　樱	丁书文	马　骏	王　烈	王　琦	王小云	王永炎
王光辉	王庆国	王素梅	王晞星	王辉武	王道坤	王新陆
王毅刚	韦企平	尹常健	孔光一	艾儒棣	石印玉	石学敏
田金洲	田振国	田维柱	田德禄	白长川	冯建华	皮持衡
吕仁和	朱宗元	伍炳彩	全炳烈	危北海	刘大新	刘伟胜
刘茂才	刘尚义	刘宝厚	刘柏龄	刘铁军	刘瑞芬	刘嘉湘
刘德玉	刘燕池	米子良	孙申田	孙树椿	严世芸	杜怀棠
李　莹	李　培	李曰庆	李中宇	李世增	李立新	李佃贵
李济仁	李素卿	李景华	杨积武	杨霓芝	肖承悰	何立人
何成瑶	何晓晖	谷世喆	沈舒文	宋爱莉	张　震	张士卿
张大宁	张小萍	张之文	张发荣	张西俭	张伯礼	张鸣鹤
张学文	张炳厚	张晓云	张静生	陈彤云	陈学忠	陈绍宏
武维屏	范永升	林　兰	林　毅	尚德俊	罗　玲	罗才贵
周建华	周耀庭	郑卫琴	郑绍周	项　颗	赵学印	赵振昌
赵继福	胡天成	南　征	段亚亭	姜良铎	洪治平	姚乃礼
柴嵩岩	晁恩祥	钱　英	徐经世	高彦彬	高益民	郭志强
郭振武	郭恩绵	郭维琴	黄文政	黄永生	梅国强	曹玉山
崔述生	商宪敏	彭建中	韩明向	曾定伦	路志正	蔡　淦
臧福科	廖志峰	廖品正	熊大经	颜正华	禤国维	

总　前　言

　　名老中医经验是中华医药宝库里的璀璨明珠，必须要保护好、传承好、发扬好。做好名老中医的传承创新工作，就是对习近平总书记所提出的"传承精华，守正创新"的具体实践。国家重点研发计划"基于'道术结合'思路与多元融合方法的名老中医经验传承创新研究"项目（项目编号：2018YFC1704100）首次通过扎根理论、病例系列、队列研究以及数据挖掘等定性定量相结合的多元融合研究方法开展名老中医的全人研究，构建了名老中医道术传承研究新范式，有效地解决了此前传承名老中医经验时重术轻道、缺乏全面挖掘和传承的方法学体系和研究范式等问题，有利于全面传承名老中医的道术精华。

　　在项目组成员共同努力下，最终形成了系列专著成果。《名老中医传承学》致力于"方法学体系和范式"的构建，是该项目名老中医传承方法学代表作。本书首次提出了从"道"与"术"两方面来进行名老中医全人研究，并解析了道术的科学内涵；介绍了多元融合研究方法，阐述了研究实施中的要点，并列举了研究范例，为不同领域的传承工作提供范式与方法。期待未来更多名老中医的道术传承能够应用该书所提出的方法，使更多名老中医的道术全人精华得以总结并传承。本书除了应用于名老中医传承，对于相关领域的全人研究与传承也有参考借鉴作用。基于扎根理论、病例系列等多元研究方法，项目研究了包括国医大师、院士、全国名中医、全国师承指导老师等在内的 136 位全国名老中医的道与术，产出了多个系列专著。在"大医传承文库·对话名老中医系列"中，我们邀请名老中医讲述成才故事、深入解析名老中医道术形成过程，让读者体会大医精诚，与名老中医隔空对话，仿佛大师就在身边，领略不同大医风采。《走近国医》由课题组负责人、课题组骨干、室站骨干、研究生等组成的编写团队完成，阐述从事本研究工作中的心得体会，展现名老中医带给研究者本人的收获，以期从侧面展现名老中医的道术风采，并为中医科研工作者提供启示与思考。《全国名老中医效方名论》汇集了 79 位全国名老中医的效方验方名论，是每位名老中医擅治病种的集中体现，荟萃了名老中医本人的道术大成。"大医传承文库·疑难病名老中医经验集萃系列"荟萃了以下重大难治病种著作：《脑卒中全国名老中医治验集萃》《儿科病全国名老中医治验集萃》《慢性肾炎全国名老中医治验集萃》《慢性肾衰竭全国名老中医治验集萃》《2型糖尿病全国名老中医治验集萃》《慢性肝病全国名老中医治验集萃》《慢性阻塞性肺疾病全国名老中医治验集萃》《免疫性疾病全国名老中医治验集萃》《失眠全国名老中医治验集萃》《高血压全国名老中医治验集萃》《冠心病全国名老中医治验集萃》《溃疡性结肠炎全国名老中医治验集萃》《胃炎全国名老中医治验集萃》《肺癌全国名老中医治验集萃》《颈椎病全国名老中医治验集萃》。这些著作集中体现了名老中医擅治病种的精粹，既包括学术思想、学术观点、临证经验，又有典型病例及解读，可以从书中领略不同名老中医对于同一重大难治病的不同观点和经验。"大医传承文库·名老中医带教问答录系列"通过名老中医与带教弟子一问一答的形式，逐层递进，层层剖析名老中医诊疗思维。在师徒的一问一答中，常见问题和疑难问题均得以解析，读者如身临其境，深入领会名老中医临证思辨过程与解决实际问题的思路和方法，犹如跟师临证，印象深刻、领悟透彻。"大医传承文库·名老中医经验传承系列"在扎根理论、处方挖掘、典型病例等研究结果的基础上，生动还原了名老中医的全人道术，既包含名老中医学医及从医过程中的所思所想，突出其成才之路，充分展现了其学术思想形成的过程及临床诊疗专病的经验，又讲述了名老中医的医德医风等经典故事，总结其擅治病种的经验和典型医案。"大医传承文库·名老中医特色诊疗技术系列"展示了名老中医的特色诊法、推拿、针灸等特色诊疗技术。

以上各个系列的成果，期待为读者生动系统地了解名老中医的道术开辟新天地，并为名老中医传承事业做出一份贡献。

以上系列专著在大家协同、团结奋斗下终得以呈现，在此，感谢科技部重点研发计划的支持，并代表项目组向各位日夜呕心沥血的作者团队、出版社编辑人员一并致谢！

总主编　谷晓红

2023 年 3 月

序

习近平总书记指出，中医药是"祖先留给我们的宝贵财富"，是"中华民族的瑰宝"，是"打开中华文明宝库的钥匙"。我们从名老中医的经验中吸取营养，总结提炼其学术思想，继承发扬中医药独具特色的理论体系和临证诊疗技能，让名老中医的经验可传承，是培养造就新一代名中医、提高中医临床服务水平的重要环节，是守正创新的迫切需要。保护好、传承好、发扬好名老中医经验就是"传承精华，守正创新"的具体实践。依托科技部 2018 国家重点研发计划——基于"道术结合"思路与多元融合方法的名老中医经验传承创新研究（项目编号：2018YFC1704100）之课题三——中部地区名老中医学术观点、特色诊疗方法和重大疾病防治经验研究（课题编号：2018YFC1704103），通过与名老中医进行访谈、长期跟诊，对其处方进行挖掘等形式，形成了《名老中医经验传承》系列专著。

李济仁教授是首届国医大师，作为国家级非物质文化遗产"张一帖"代表性传承人，与其夫人张舜华对皖南新安医学的传承发展做出了重大贡献。李济仁教授首次提出痹病的寒热辨治理论，创立了"痹痿统一论"新说，治病注重"培补肾本"，其针对寒热痹证创立的清络饮与温络饮，大大拓宽了痹证诊治思路。在李济仁教授身上，可以感受到仁心大爱，真如济仁之名，是后学终身学习的楷模。1958 年，李济仁无私献出秘方，对于劳力伤寒、胃肠疾病疗效显著。为建立安徽新安国医博物馆，李济仁教授捐出自己的收藏品。同时其"孝悌忠信、礼义廉耻、自强精进、厚德中和"的家风造就了"兄弟四博导，两代七教授"的荣光，其子女分别从临床、科研、文化角度传承发扬中医学，一家人践行着"源于新安，立足国学，重视临床，走向科学"精神，荣获首届全国文明家庭称号。以上都是对名老中医道术的最好例证和实践。李济仁教授于 2021 年不幸仙逝，音容笑貌依旧在眼前，其慈祥和蔼、佛心济世、梅竹风骨时时激励着我们。我们一定要传承好大师的道术，泽被后世，大师的精神永远激励着我们。

　　本书生动地反映了李济仁教授学医及从医过程中的所思所想，突出了其成才之路、学术思想形成的过程及临床诊疗专病的经验，很好地集中了李济仁教授的道术精华，期待为读者求医研学提供更多的启示，为名老中医传承事业做出一份贡献。

谷晓红

2023 年春

目　录

上篇　大医之道

下篇　大医之术

上篇 大医之道

第一章　精神境界

第一节　淡泊名利的价值观念

一、生活简朴，亲近患者

生活上的简朴是李济仁夫妇的共同特点，特别是过惯了苦日子的张老，一生省吃俭用。衣裳没有一件是超过百元的，甚至衣服还打补丁。生活上李济仁教授对自己严格要求，对一些贫苦的人们却慷慨解囊。汶川大地震时，李济仁一次就捐款 1000 元。他对于患者非常亲切，而且患者提出的一些不是很合理的要求，他都不厌其烦地跟患者去解释，从来都很耐心。他虽然是星期四上午坐诊，但是患者有复诊的、有其他要求的，他有的时候在家里，也会给患者看病。针对路途遥远、交通不方便的患者，李济仁教授还创立了一种新的诊疗方式：函诊。全国各地的患者给他写信，告诉他症状，然后他就给人回信，他回过好几千封信且都是免费的。针对家庭经济比较困难的患者，患者提出来是不是在遣方用药的时候，能够从经济角度考虑，这个他也是非常愿意帮患者的。很多患者病情比较复杂，用药时间也比较长，可能经济上比较困难，所以在经济这一块，包括挂号费这一块，他都会替患者考虑。

二、以人为本，一视同仁

李济仁教授给女儿李艳讲的最多的一句话就是"一定要站在患者的角

度，一定要为患者着想，对患者态度一定要好，患者生病本来就很痛苦，你在看病的时候，有时候患者太多了，可能也有点烦，但你千万不能放松，他肯定有病了才来找你，他没有病来找你干嘛，他肯定有痛苦，希望你能给他解决痛苦，再一个，他们老远来找你看病也不容易。我们是干这个职业的，一定要把德放在前面，对患者态度要好，一定要把患者当亲人。"李济仁教授总以患者为中心，而不是以医生为中心，不是以我作为强势、患者作为弱势，对所有的患者一视同仁，跟患者之间也是一个平等的关系，甚至看待患者高于自己。这是一种对待生命的尊重，不管是人的、活体的，还是植物的、一草一木的。那我可以这样理解吗？如果我们把李老的境界方面、医术方面再往上提升的话，实际上它是对于生命的尊重，对于人的尊重，包括对社会的尊重。

三、脚踏实地，谦逊低调

李济仁教授从来没有认为自己是一个多么高尚或者多么伟大的人，在路上碰到他，他就像隔壁的一个老人，邻居家的一个老人，很和蔼可亲，他真的没有把自己放在多高的位置上。他做什么事情，从来没去想过这个事情对他有什么帮助，只是踏踏实实在做，就是行动派。为了给家乡建博物馆，在没有政府资助的情况下，他从自己的积蓄当中出钱，捐出自己名贵的字画去为家乡做建设，同时还让自己的三子辞职留在家乡传承新安医学。李济仁教授的脚踏实地、谦逊低调、默默奉献、尊重生命其实都来自于他淡泊名利的价值观。

第二节　悬壶济世，大医精诚的思想品德

一、悬壶济世，从医 70 余年

李济仁原名李元善，祖居安徽省歙县，7 岁时开始跟随当地晚清秀才学习四书五经。他天资聪颖，乐于思索，很得老秀才器重，奠定了坚实的国学

基础。1943 年，他遵从"天下之至变者，病也；天下之至精者，医也"的古训，弃文从医，跟随当地名医汪润身学医。3 年苦读出师后，他想找名望更高的人拜师学艺，百尺竿头更进一步。夜深人静，元善向最后一位患者交代完医嘱，看向不远处灯火摇曳的地方，那是正在"赶定潭"求"张一帖"救命的患者们。所谓"赶定潭"，是指天南地北的患者不远万里来定潭找"张一帖"，完全可以说是寻求"救命"的同义词。而定潭"张一帖"历史悠久、渊源深厚，为北宋名医张扩后裔张守仁，明嘉靖年间得"张一帖"之名，代代相传，如此大医世家，令元善心生向往。于是，他毛遂自荐拜新安世医"张一帖"第十三代传人张根桂为师，并改名李济仁，意为"仁心济世"，以表明自己的志向和决心。张根桂实在是太喜欢这个徒弟了，将其视为己出，并萌生了纳婿的心思。之后经历重重考验，最终，圆满双赢，张家得佳婿良徒，济仁得佳偶良师，李济仁与夫人互相督促学习，终是继承了"张一帖"的家传绝学。

1949 年，李济仁在歙县开业行医，由于医术高明，名气逐渐传播开来。中华人民共和国成立后，国家高度重视中医药事业，召集了一批名中医共同探索中医发展之路，李济仁也在其中，先后两次被选派到安徽中医进修学校（安徽中医学院前身）师资班学习，还参与安徽中医学院及附院的筹建工作，并担任内经教研组组长、大基础教研室主任等职。随后在歙县人民医院、安徽中医学院、安徽医科大学附属医院等单位工作。1972 年，李济仁调至皖南医学院工作，一直从事中医学发展、教育、学术研究的工作直至逝世，指导了包括全小林、胡剑北、彭光谱、程宜福在内的 2 名传承博士后、22 名研究生、3 名国医大师学术传承人。在钻研教学和研究的同时，李济仁从未耽误治病救人的本业，凡是来找他的患者，不管多忙他从不推辞，晚年时期更是坚持每周四上午于皖南医学院弋矶山医院门诊坐诊，若是遇到经济困难者，他便免费诊疗，直至逝世，心里也一直惦记着患者。李济仁教授从医 70 余年，成功救治过无数疑难杂症。很多人在试遍各种治疗方案之后，带着最后的希望慕名而来，这其中，有深受失眠症困扰的黄梅剧名角，有因风湿病痛夜不能寐的政府干部，有胃癌晚期的外国友人，还有更多备受疾病困扰的普通人。

二、大医精诚，仁心仁术

凡大医治病，必当安神定志，无欲无求，先发大慈恻隐之心，誓愿普救含灵之苦。仁心是对中医人的最基本要求，体现了中医从业者仁者爱人、生命至上的伦理思想。青年时期，李济仁教授看到了战乱中百姓深受病患之苦，便立志要重振医道、救人济世，并更名为"济仁"，取"仁心济世"之意。"张一帖"张守仁先生据传为宋代名医张扩后裔，据史料介绍，守仁公曾有机缘得到一位扮为乞丐的"异人"亲授医技秘方。他在家学基础上，精研《内经》与仲景之作，结合"异人"所授之术，历30余年，研制成一种粉状"末药"，由18味药组成，号"十八罗汉"。因对诸多疑难重症、杂病往往用此药一帖即愈，效如桴鼓，加上常夏施药茶、冬施姜汤，故被四方民众誉为"张一帖"。中华人民共和国成立后，李济仁教授毅然决然地向国家无偿捐出了张一帖家传秘方，并积极相应国家发展中医药事业的号召，参与筹建安徽中医学院，广收门徒，倾囊相授，70多年来，不仅培养了数百名中医骨干，一家五个子女也全部从事与中医临床、研究相关的职业。2020年新冠肺炎疫情中，他始终心系患者。在疫情期间，其通过电话、视频等方式联系，参与武汉新冠肺炎患者的治疗，其诊疗思路对支援武汉的安徽省医疗队起到了关键的指导作用，亦为安徽省中医药防治新冠肺炎诊疗指南的形成做出了重要贡献。自从20世纪70年代调入皖南医学院工作后，李济仁夫妇每年还是会抽时间回老家，并安排自己的儿子李梴留在家乡，传承医术，为乡亲们看诊。他的这些事迹真正诠释了什么是医者仁心，广济天下。

第三节　坚韧谦逊，勤奋担当的文化精神

一、坚韧不拔，用坚持抵达学术高峰

1943年，李济仁拜入新安名医汪润身门下，勤学苦练，仅仅3年便出师。但李济仁并不满足，为寻求更高的医术，几经考验，终于拜入新安医学世家"张一帖"门下，跟随"张一帖"第十三代传承人张根桂抄方学习。李济仁从侍

诊的小学徒做起，在师傅的严厉管教下，对《本草备要》《黄帝内经》等医学著作倒背如流，采药、抄方、研磨、熬汤等各个环节无不烂熟于心。条件艰苦，但日复一日，年复一年，凭借着极高的医学天赋和辛勤的努力，李济仁学有所成，继承了"张一帖"的家传绝学。中华人民共和国成立后，李济仁又先后参加安徽中医进修学校师资班和北京中医学院进修学校师资班学习，向邓铁涛、朱良春、张琪、李振华、周仲瑛、唐由之、路志正等多位杏林名家虚心求教，交流学习，并参加了《中医基础理论》《内经》等首批卫生部高校规划教材的编写。新安医学是我国传统医学的重要组成部分，传承数百年，积累了丰富的临床经验和学术观点。李济仁教授意识到新安医学的宝贵价值，20世纪初期，他致力于新安医著的校注整理，潜心提炼新安医学诊治之特色规律，与学生一起历时3年，成功还原了尘封于历史的668位新安医家、400余部新安医籍，厘清和阐明了新安医学对急、危、难、重病症的诊疗经验和规律，并能在学术上融会贯通，互相参合，融为一体，为新安医学的传承创新做出了不可估量的贡献。正是这种坚韧不拔的精神一直激励着他，实现了人生的飞跃。

二、谦逊豁达，对学术观点兼听并蓄

李济仁教授，是我们首批《内经》专业硕士研究生导师，其在教学中善于培养学生中医思维，开拓学生学术境界，因材施教，在学术讨论中遇到不同的观点时，也总是很大度，能够兼听并蓄，并鼓励学生积极探索。李济仁是近代新安医学的代表性人物，他身体力行于新安医著的校注整理，潜心提炼新安医学诊治之特色规律，成功还原了尘封于历史的668位新安医家、400余部新安医籍，厘清和阐明了新安医学对急、危、难、重病症的诊疗经验和规律。同时从不排斥西医，李济仁教授常讲，作为一名医生，知识面一定要广，要多看书看报，吸取西医的长处，为我们中医所用，病不管有没有看好都要总结经验，好的要总结，没有看好的要吸取教训，李济仁教授的研究生全小林院士回忆李济仁教授时常鼓励学生去西医科旁听，要敬畏科学。早在20世纪初，李济仁教授就发现中医有个不足的地方，就是没有统一的科学的标准。几个中医会诊，大家意见都不是完全统一的，用药也都不是完全统一的，究竟谁有理、谁对，这必须要有一个科学的标准，必须要用科学来判断。李济仁教授一直关注着中医的科学研究，不断鼓励、支持年轻的医生对中医进行科研创新。他指导学生整理出版了书籍20余部，在国内外期刊发表学术论文100余篇，获得国家级、省级科研项目和科研奖励10余项。他潜心研究《内经》及新安医学，首次提出了痹病的寒热辨治理论，创立了"痹痿统一论"新说。结合多年的临床经验及新安医学特色，创立了富有疗效的系列方药与治法，代表方药如针对热痹的清痹通络饮（清络饮）、针对寒痹的温络饮。其中清络饮被纳入2017版中华中医药学会《类风湿关节炎病证结合诊疗指南》，清络饮的现代研究成果亦被收录于国际药理学权威刊物 *Trends in Pharmacological Sciences* 的综述文章中。

三、勇于担当，积极应对公共卫生事件

中医需要发展，需要源源不断的后继人才。"一个人医术再好，能治多少人！不要保守，让更多人能学会治病，给更多的人治病，这就是为医的目的。"中华人民共和国成立后，国家高度重视中医药事业，召集了一批名中医共同探索中医发展之路，李济仁也在其中，前后两次被选派到安徽中医进修学校（安徽中医学院前身）师资班学习，还参与安徽中医学院和附院的筹建工作，并担任内经教研组组长、大基础教研室主任等职。李济仁重视培养后辈，因材施教，他的弟子遍布各地，其中有院士、有国家杰出青年基金获得者，无论科研还是临床，在中医学领域均颇有建树。李济仁还培养指导了一批学术传承人，其中博士后2名，研究生22名，高级学徒2名，形成了一个博士团队，为中医药事业的发展做出了巨大贡献。2020年新型冠状病毒肺炎疫情期间，90岁高龄的李济仁教授每天都要花大量时间搜集新闻信息，了解疫情发展。在疫情期间，他还第一时间联系上了自己的学生——带队奔赴武汉的中国科学院院士仝小林，一边仔细研究疫情特点，一边为当地因地制宜辨证用药提供建议。同时李济仁教授坚守岗位为患者服务，做好自己的工作就是对社会最大的贡献，这种勇于担当的精神值得我们去学习。

（杨哲整理编写）

第二章 临证思维

第一节 学术渊源

李济仁教授是新安医学研究的倡导者和先行者之一、是新中国成立以来新安医学传承和创新发展的关键性代表人物。他身体力行于新安医著的校注整理，潜心提炼新安医学诊治之特色规律，成功还原了尘封于历史的 668 位新安医家、400 余部新安医籍，厘清和阐明了新安医学对急、危、难、重病症的诊疗经验和规律。其主持了"新安医家治疗急危难重病症经验的研究""新安名医考证研究"等多项课题，获省科学技术奖二等奖、省科学技术和科技进步奖三等奖等科研奖励 6 项，多部著作获华东六省一市优秀科技图书奖一等奖。先后与弟子仝小林、胡剑北等人开创了中医地理学、中医时间学、中医体质学等新的学术体系，先后设计并完成了五体痹证、五脏痿证、五脏水证、医疗气象学、养生调神学说等研究专题。"张一帖内科疗法"是新安医学的代表学术之一，已经被列为了第三批国家级非物质文化遗产，作为新安医学第一个入选的国家非遗项目的代表性传承人，李济仁教授溯本清源，根据张一帖内科"调寒热、和气血"的学术思想，针对痹病临证提出了寒热辨治、气血并举、从络辨治的治法纲要。根据新安医学"固本培元"思想，提出了重视脾胃、培补肾本等治法纲要，并结合自己多年的临床经验及新安医学特色，创立了富有疗效的系列方药与治法，处方熔经方、时方、新安医方于一炉，精心化裁。代表方药与治法如治疗痹证的"清痹通络饮（清络饮）"、治疗冠心病（胸痹）的"归芎参芪麦味方"、治疗乳糜尿的"苦参消浊汤"系列方、治疗慢性肾炎蛋白尿的"固本益肾汤"、治疗胃病的"和、降、温、清、养、消"六法等。

李济仁教授是首届全国中医痹病专业委员会委员，与路志正、焦树德、朱良春、陈之才并称为中国中医风湿病"五老"。作为国家中医药管理局重点学科"中医痹病"学学科带头人，李济仁首次提出了痹病的寒热辨治理论，创立了"痹痿统一论"新说，治病注重"培补肾本"，强调辨治痹痿同病，建立益肾填精、健脾和胃、养血舒筋的系列治则治法。整理《痹证通论》《痿病通论》等学术专著，发表多篇相关学术论文，主持参与的研究项目"国医大师李济仁治痹思想的传承与创新"获得 2018 年度安徽省科学技术奖二等奖。

李济仁教授在痹病诊疗中倡导内治与外治相辅。现在一般对痹病外治法有忽视的倾向，而李济仁教授认为在内治的同时辅以适当外治，对疾病的缓解、痊愈将有很大裨益，并自创了止痛擦剂、解痛布、熏洗方等系列外治疗法。其关于痹病的用药经验被收录于《中国中医专家临床用药经验和特色》中。

同时李济仁教授还是我国《黄帝内经》学科奠基人之一，首批全国 7 名内经专业硕士研究生指导老师之一，其学术思想主要来自于这部被中医界奉为圭臬的经典之作。李济仁教授溯其源流，会通百家，结合中西，将《内经》理论与新安医学思想融会贯通，创新说、立新法。比如根据《内经》"治痿独取阳明""足受血而能步"的经典论述，强调痹痿异病同治，倡立"痹痿统一论"，针对痹痿顽证提出益肾填精、健脾和胃、养血疏筋等一系列治则治法；根据《内经》问诊与切诊理论总结出心肾疾病者神门之脉明显、糖尿病者趺阳脉明显，临证时还经常运用遍身诊脉法结合寸口脉诊区别痹痿，首次提出从脉论痿，通过辨脉可观察感知何邪所致及邪之深浅、病之转归预后以识别痹痿，并选择脉位对比以辨治痹痿。李济仁教授上承《黄帝内经》，结合临床，溯源追流，总结、发展了一套因时诊断、因时用药与辨治的有效方法。比如根据疾病发作周期因时诊断、结合四季发病特点因季用药、根据月经周期变化及月相变化调治月经病等。针对复杂病情，李济仁教授临证数方并用，运用多种剂型，或汤、或散、或膏、或丸等灵活选用；强调择时服药，人体脏腑气血阴阳之生理活动与病理变化无时不处于动态之中，故服用方药亦应结合人体之动态和药物作用之特点，选择最适宜时间，以充分发挥其功效，亦有临床实验证明，择时服用中药能拮抗部分西药不良反应。李济仁教授对《内经》病证研究的成果被载入《当代中国科技名人成就大典》。

第二节　思维方式

李济仁教授是新安医学研究的倡导者和先行者之一，是新中国成立以来新安医学传承和创新发展的关键性代表人物。其提倡中西医相结合，利用西医的现代技术手段，传承创新传统中医。

"中医药学凝聚着深邃的哲学智慧和中华民族几千年的健康养生理念及实践经验""中医药学是中国古代科学的瑰宝，也是打开中华文明宝库的钥匙"。中医学是中国传统文化不可分割的重要部分，也是最能体现中华优秀传统文化特质的部分。国学是中医学发生、发展的土壤，中医人当以国学为思维内核，才能把握中医学的本质，做到真正继承。李济仁教授长子、国学大家张其成教授说道：父亲常教导我，"国学者，人生之学也；国学者，修行之学也；国学者，中医之基础与源头"。这也体现了中医的个体化思维方式，中医的传承发展必须根植于中华传统文化的土壤。但也不能不看到中医不重量化、不重分析所带来的负面效应：生理病理上细节不清、结构不明、定量不够，诊断辨证上带有较大的"艺术性""模糊性"，理论框架的万能化甚至僵化等，造成了现在中医发展的缓慢，造成了中医与现代科学的隔阂。中医内在的"唯物辩证"思维方式和"中和"思维方式，决定了中医的发展不能脱离现代科学体系，并随着社会、经济的不断发展、科学技术的不断进步和人类认知的不断深化而得到持续的发展。李济仁教授正是如此勉励幼子李梢，以现代科学手段研究中医，实现中医现代化将是以中医学为主体的多学科的协同攻关。

李济仁、张舜华夫妇在继承"张一帖"精湛医术的同时，结合西医的研究成果，创造了不少效方验方。2010年，"张一帖"入选国家级非物质文化遗产名录。"中医不能封闭着传承，有创新才有发展，发展好才能发扬光大。"李济仁一直鼓励子女用创新的思维来传承中医。李济仁、张舜华夫妇共育有四子一女，都传承了"张一帖"家学。除了李梃外，大儿子张其成、女儿李艳、四儿子李标、五儿子李梢都是博士研究生导师。"兄弟四博导，两代七教授"，一家人践行着"源于新安，立足国学，重视临床，走向科学"的精神。

第三节　学术观点

一、痹病学术观点

（一）寒热辨痹

痹证是由于风湿、风寒、湿热等邪气闭阻经络，影响气血运行，导致肢体筋骨、关节、肌肉等发生疼痛、重着、酸楚麻木，或关节屈伸不利、僵硬、肿大、变形等症状的一种疾病。西医学中的风湿类风湿关节炎、反应性关节炎、强直性脊柱炎、肌纤维炎、增生性关节炎、痛风等都可归属于痹证的范畴。

西医分类：痹证涉及西医学100多种疾病，其范围甚广，可包括①结缔组织病和自身免疫性疾病，如风湿热、风湿性心脏病、类风湿关节炎、系统性红斑狼疮、皮肌炎、硬皮病、干燥综合征、多发性肌炎、白塞病、强直性脊柱炎等；②代谢有关的疾病，如痛风、大骨节病、软骨病等；③骨关节病，如骨关节炎、膝关节滑囊炎、肩关节周围炎、致密性骶髂关节炎等；④软组织病变，如慢性纤维组织炎、肋间神经痛、肌腱炎、腰肌劳损等；⑤神经肌肉疾病，如多发性硬化、重症肌无力等；⑥血管疾病，如多发性大动脉炎、早期闭塞性脉管炎、浅静脉炎等。

中医分类：李老对《黄帝内经》有深入研究，认为《素问·痹论》关于痹证的分类主要有三：按病因分类，有因风、寒、湿三邪所致之行、痛、着三痹；按五体病位分类，有皮、肌、脉、筋、骨五体痹；按五脏病位分类，有心、肝、脾、肺、肾五脏痹。三种分类互相联系，密不可分。以病因分为三痹而言，每一病因所致痹均将在一定部位体现。如行痹，其痹在皮抑或骨，在肌抑或肉等。以病位五体痹而言，其痹又有属行痹抑或属痛痹，而与病因相关等。

因此,《内经》所谓三痹、五痹之说,其旨在阐明诊断痹证,须从病因、病位及脏腑诸方面加以考虑。目前,临床上多注意从病因去诊断痹证,虽有一定意义,但不够全面,易使医生习惯地从祛风、胜湿、除寒等方面选方用药,对部位、脏腑常欠考虑。李老认为病因诊断固属重要,病位诊断也不可忽视,因药物作用的部位有其一定的特点,只有明确痹证的病因病位,方能恰到好处地组方用药,即在针对病因用药的同时,结合对某局部疼痛有特异作用的引经药物。如上肢用片姜黄、桂枝;下肢用独活、怀牛膝等。处方中还可酌加止痛、消胀、活络等药。

李老主张类风湿关节炎从病因入手,应先分寒热(因痹有寒、热两大类),而后再据此分为寒痹偏风型、偏湿型及单纯寒型、热痹偏风型、偏湿型及单纯热型等。

热痹的主症为关节肌皮红肿热痛,其痛及皮、及骨,轻按、重按均不可耐,运动障碍,得冷则舒,舌质红,苔黄厚干,脉数。偏风者则骨节间似风走窜,有许多关节的病变,恶风,汗出,舌质红,苔薄黄,脉浮数;偏湿者则关节肿大较多见,按之痛剧,下肢为甚,活动障碍明显,舌质嫩红,苔黄厚腻,口渴而饮水不多,口黏口淡;单纯热型则无偏风、偏湿的症状,而出现一派纯热症状。

寒痹的主症为关节肌皮触之冰冷,疼痛部位较深,喜按打叩击,关节活动障碍,特点是体位变换之初均不利,畏寒,关节疼痛,得热则舒,纳少便溏,舌质淡白,苔薄白,脉沉弦缓。偏风者则恶风,遇风刺痛,疼痛走窜不仅限于骨节间,还在关节周围皮肌部,舌质淡白,苔薄白而干,脉缓;偏湿者见骨节皮肤酸胀疼痛,疼痛部位似以肌肉为主,舌质淡白,苔薄白而腻;单纯寒型则无偏风、偏湿的症状,而出现一派纯寒症状。

(二)血瘀致痹

痹证的病因非常复杂,几乎各种致病因素都参与了痹证的形成或演变。但从整体上把握,大体可分为内因和外因。内因责之于正气亏虚,如人体精、气、血、津液等物质不足,以及脏腑组织等功能低下、失调,这是发生痹证的先决条件。痹证的外因主要是遭受风、寒、湿、热等邪气的侵袭。邪气乘经脉之虚客入五体，壅滞气血，阻闭经脉。外邪侵袭人体是痹病发生的重要因素。

但李老认为瘀血也是一个重要的致痹因素。瘀血既是病理产物，亦是导致痹证的致病因素，在痹证的发病中同样起着重要作用。瘀血为痹证之因，前人论述颇多。如《素问·五脏生成》有"血凝于肤者为痹"，林珮琴《类证治裁·痹症》曰"必有湿痰败血瘀经络"，王清任《医林改错》列"痹症有瘀血说"专篇论述，并创制身痛逐瘀汤治痹证。气滞、寒湿、热邪、食积、痰浊，以及正气亏虚等致病因素，都可最终形成血瘀这个病理环节，导致脏腑组织间的血脉不通，血行不畅，终致血瘀而产生疼痛，导致痹证的发生。类风湿关节炎是一种慢性进行性疾病，其病理特征是关节滑膜内血管增生，最终形成血管翳，相当于中医瘀血阻络病机。

（三）从络治痹

李老认为类风湿关节炎是一种慢性进行性疾病，滑膜炎为基本病理，关节滑膜细胞增生由于关节慢性炎症出现，进而形成血管翳，周围关节软骨被侵犯，出现骨质破坏，其结果产生关节功能丧失或者关节畸形。从风寒湿邪侵袭出现关节疼痛、重着、僵硬，到关节畸形破坏、无法屈伸，延及终生，这一过程符合络病学由经及络、由气入血、由功能性病变到器质性损伤的疾病发展规律，也符合中医学微观辨证的观点。正如清代叶天士《临证指南医案》云："风寒湿三气合而为痹，然经年累月，外邪留着，气血皆伤，化为败瘀凝痰，混处经络，盖有诸矣。"治疗上当遵循络病学"络以通为用"的总体治疗原则，调气以和血，调血以和气；亦如王好古在《此事难知·痛随利减篇》中提出"诸痛为实，痛随利减"，"利"即"通"之义，指出治疗痹证、痛证的关键在于"通利"二字。

（四）痹痿通治理论

痿病的病因分内因与外因两个方面。内因当责之于人体正气亏虚，脏腑、经络功能不足及精血亏损，这是诸痿由生之本。如《圣济总录》云："盖由真气虚弱，为风湿所袭，久不差，入于经络，搏于阳经，致机关纵缓，不能维持，故令身体手足不随也。"陈无择云"痿因内脏不足所致"，诚得之矣。有此病理基础，而复随情妄用形体，房劳过度，或喜怒不节，七情内伤，或饮食失宜，内伤脾胃，或起居失调，外感六淫邪气等均能致痿。概括起来，痿病的病因不外"虚"与"邪"，而以虚为主。痿病的病机归纳起来主要有以下几点。

1. 肺热叶焦，津伤气耗，宣降布散无力，治节失司

肺为娇脏，不耐寒热，且位居上焦，易受外邪所伤。由于正气不足，风湿、瘟疫燥热之邪自口鼻而入，直犯肺脏，或风寒之邪由皮毛而入，循经传脏，郁结化热，或病后余邪未尽，低热不解，肺受热灼，伤津耗气。此外，五脏失和，五志过极，亦可导致内火燔炽而伤肺，其中尤以心火偏亢、脾胃炽热、肝胆火炽及肾中相火燔炎等致肺热津伤为多见。其他如久咳津亏，虚火内生，或大病攻伐太过，或服过量刚燥之剂，嗜食炙煿之品，助阳劫阴，或吐泻伤津，以致胃液干枯，土不生金，以及房劳过度，肾水枯竭，金水不得相生，均可导致肺阴亏损，虚火内炽，久则肺叶枯焦，上不能宣化津液，输精于皮毛，下不能肃降，滋养肾水以生精养骨，更不能佐心治节以行周身血气，久致四肢百骸失养而成痿。沈金鳌《杂病源流犀烛》云："五脏因肺热自病，气不行，发为痿躄也。"

2. 脾胃虚弱

脾胃乃仓廪之官，后天之本，津液气血及精气化生之源。如素体脾胃虚弱，或饮食不节，饥饱失宜，损伤脾胃；或忧思伤脾，或情志不舒，郁怒伤肝，木不疏土，或病后体虚，纳差食少，均可直接影响脾胃对饮食的运化和吸收，以致本脏失养；脾气日损，接济无源，血气日衰，久则五脏六腑、四肢百窍皆不得后天水谷精气之充养而渐成痿病。此外，若过食辛辣、燥热之品，或过服辛燥之剂，或燥邪入里，或木郁化火，克土劫阴，均可导致脾阴不足，脾阴不足进而导致胃阴劫耗，胃火内生，胃火内生则只消谷而不能长养气血以濡养宗筋，宗筋不得濡养则纵而不收，四肢不用而为痿也。《医宗必读》曰："脾与胃以膜相连，而开窍于口，故脾热则胃干而渴。脾主肌肉，热蓄于内，则精气耗伤，故肌肉不仁，发为肉痿。"《素问·太阴阳明论》云："今脾

病不能为胃行其津液，四肢不得禀水谷气，气日以衰，脉道不利，筋骨肌肉皆无气以生，故不用焉。"

3. 肝肾亏虚

肾者，藏真精，主骨髓，作强之官，伎巧出焉，肝藏血而荣筋，精血同源，血从精化，故两脏有"乙癸同源"之生理关系。若先天禀赋不足，或病久体虚，正气亏损；或房劳过度，耗伤阴精；或热入少阴，真阴被劫；或情志怫郁，木气刚燥，伤及阴血等，均可伤及肝肾，肾精肝血双亏，又精血亏损则相火内生，相火内生则筋膜与经络关节不得濡润，而成痿病。故《素问·痿论》有云："肝气热，则胆泄口苦，筋膜干，筋膜干则筋急而挛，发为筋痿……肾气热，则腰脊不举，骨枯而髓减，发为骨痿。"这里的肝气热、肾气热即是指肝肾精血亏耗的直接病理反应。又《临证指南医案·痿·邹滋九按》云："盖肝主筋，肝伤则四肢不为人用，而筋骨痉挛。肾藏精，精血相生，精虚则不能灌溉诸末，血虚则不能营养筋骨。"也是对这一病理机制的概括。

4. 湿热浸淫

久居湿地，或冒雨露，或受外来之湿邪，著而不去，积久化热；或饮食不节，过食肥甘辛辣醇厚之品，损伤脾胃，湿从内生；或贪凉饮冷，湿停中焦，蕴结不化，久而积热，以致湿热浸淫筋脉，影响气血运行，使筋脉肌肉弛纵不收，因而成痿。《素问》云："有渐于湿，以水为事，若有所留，居处相湿，肌肉濡渍，痹而不仁，发为肉痿。""因于湿，首如裹，湿热不攘，大筋软短，小筋弛长，软短为拘，弛长为痿。"概括地论述了湿热浸淫成痿的病理机制。

5. 气血两亏

久病不愈，主气渐衰，气血俱损；或先有失血，气随血耗；或先因气虚，不能生血；或脾胃素虚，中气受损而不能运化水谷精微，气血化源衰竭，最终导致气血两虚，气虚则不能温分肉、充肌肤、肥腠理、司开阖；血虚则血海无所受，上下内外之络脉空虚，经脉机关不得濡养，渐致肌体瘦削枯槁，痿病乃成。《证治准绳》有云："痿者，气之软弱也，肢体沉重而瘦弱难行也。"

《素问》云："血虚则目不能视，足不能步，掌不能握，指不能摄。"

6. 脾肾阳虚

脾与肾有相互资生与协同作用的关系。脾需借助肾阳的温煦才能得以正常运化；肾中所藏元阳、元阴亦有赖脾脏运化后天水谷之精气以不断供给充盈。故二者不但在生理上有着密切的关系，在病理上，其中任何一脏发生病理改变都势必影响到另一脏正常生理功能的充分发挥。如肾阳不足，不能温煦脾阳，就会导致火不生土，火衰土虚的病理结果；脾阳久困，进而就会损及肾阳，造成子虚必盗母气的病理改变。最终将导致脾肾阳虚的共同病理结局。阳虚则皮毛、肌肤、分肉腠理不得温煦，精血化源无续，久之即成痿病。李杲《脾胃论》曰："大抵脾胃虚弱，阳气不能生长，是春夏之令不行，五脏之气不生。脾病则下流乘肾，则骨乏无力，是为骨痿。令人骨髓空虚，足不能履地，是阴气重叠。此阴盛阳虚之证。"窦材在《扁鹊心书》中亦论及："凡腰以下以肾气主之，肾虚则下部无力，节骨不用，可服金液丹，再灸关元穴，则肾气复长，自然能行动矣。若肾气虚脱，虽灸无益。"这里的肾虚主要指肾阳虚和肾精亏损，所以他运用硫黄一味以壮肾阳，再灸关元穴以求肾气复长，与病机丝丝相扣，临证中也常见到一些痿病患者呈现畏寒、水肿之类的阳虚症状。

7. 湿痰留滞

素体痰盛，或过食肥甘，酿湿生痰；或六淫化热，津液受其煎熬而成痰；或六淫化寒，津液凝滞而为痰。正如《医碥》所说："痰本吾身之津液，苟失其清肃而过热，则津液因寒积滞，渐致凝结，斯痰矣。"由七情生痰者，皆因七情郁结，气机郁滞，津液不行，凝而为痰。故朱丹溪云："人之气道贵乎顺，顺则津液流通，决无痰饮之患。一失其宜，则气道闭塞，停饮聚于膈上，结而成痰。"此外，嗜欲无度，劳倦至极，少于运动，均可使津液运行不畅，聚而生痰。此即《三因极一病证方论》所云："饮食过伤，嗜欲无度，叫呼疲极，运动失宜，津液不行，聚为痰饮，属不内外因。"因变生痰湿客于经脉，留而不去，阻滞气血运行，久则肢体、脉络经筋失养而致四肢痿弱不用。

8. 瘀血阻络

跌仆损伤，伤折经脉，多有瘀血存内，《杂病源流犀烛·跌扑闪挫源流》有论曰："忽然闪挫，必气为之震，因所壅而凝聚一处。气运乎血，血本随气以周流，气凝则血亦凝矣。"同理，若情志内伤，先令气病，气滞或气损亦可致瘀；临床上，亦可见到不少患者因久病气虚，或心气不足，无力推动血液正常运行；或因脾气亏损，不能统血而失溢于脉外，从面导致气虚血瘀的病理结果。

以上主要从气血相互依存、气为血帅的角度来认识气滞和气虚成瘀的机制，但是，瘀血形成的机制十分复杂，其生成途径亦多种多样。如妇人产后，每有瘀血存内，若恶露排出不畅，则必有留瘀；或出血证，医者不究根源而专事止涩，过用寒凉之剂，使离经之血凝结而不能排出体外，脉内之血郁滞不畅，因而形成瘀血；或出血后未掌握时机及时予以活血散瘀，以促使离经之血消散，亦可留瘀血变生化疾；或外感寒热之邪，客于血脉而致瘀，如《圣济总录·冻烂肿疮》说："经络气血，得热则淖泽，得寒则凝涩。"或因温热病、杂病及其他原因使津液亏耗，不能载血运行，而致血行不畅甚而壅塞而成瘀血；或因诸病生痰，着于经脉血行之道，终致痰瘀互结等。以上诸多因素皆可导致体内变生瘀血这一病理产物。由于血液担负着灌溉营养全身，维持机体各脏腑组织正常功能，并供给生长、发育所需养料的重要作用，故瘀血不行即可导致各脏腑、经筋肌肉、机关百窍失去濡养滋荣，痿病乃成。

9. 恐伤心肾

肾在志为恐，恐动于心则应于肾。肾为作强之官，藏精之所。心主血脉，神明之官。若其人平素即心肾不足，再加恐之过激，初起气机收引于下焦，胸中空虚，心无所主，畏惧不安，惕惕然如人之将捕，血脉失畅，肢体不得气血之濡养而无力瘫软，继而气下泄而肾气亦伤，精关不固而滑精阳痿，肾不作强而动作不能，若伤之过重过久，亦可导致肾之阴阳俱虚及肾精亏虚。肾脏阴阳久虚不复则脑转耳鸣、骨痿不用。

10. 肝郁不调

肝主条达，疏泄气机，在五体主筋，藏血之所，肝脉过宗筋，绕阴器。

若情志不畅，忧思气结，则肝气怫郁，气机失于条达，气血失调，则筋脉失养，宗筋弛纵，筋脉失养，则肢体弱而不用；宗筋弛纵，则阴茎不举。《素问·痿论》曰："宗筋弛纵，发为筋痿。"

痹痿统一论：历代医学文献常将痹痿并称而论，痹证可泛发全身，如《医宗金鉴》云："痿病族兮痹病身。"痿证以双下肢病重为多见，有称"痿躄"为"痿证"者。《素问·痹论》云："痹在于骨则重，在于脉则血凝而不流，在于筋则屈不伸，在于肉则不仁，在于皮则寒。"可见，痹证和痿证均表现为皮、肌、筋、脉、骨的症状。痹病主要表现为全身或某一局部肢体肌肉、筋骨关节之处酸楚、疼痛、重着、麻木不仁，关节肿大或变形僵硬、屈伸不利等症状，若久而不愈可导致患肢逐渐瘦削，痿弱失用。痿病为缓慢进行的肢体弛缓无力，渐致患肢皮毛枯槁，肢体大肉尽脱，痿废不用为主要临床表现。《医方考·痿痹门》曰："痿、痹二病也，今详《内经》亦有称痹为痿者，故合而为一。"并引用经文"营血虚则不仁……卫气虚则不用"和"营卫俱虚则不仁且不用"以说明之。

"痹痿统一论"是李济仁教授基于大量痹病、痿病的临床证治得出的思考和学术创新。李济仁教授在大量临床中发现，痹病亦可不痛，痿病亦有痛症，痹病有传变为痿病者，痿病有肢体疼痛等痹病表现者，或痹痿可以同时出现在人体的情况。痹痿应区分，但不应强分，痹病和痿病常常同时出现或者相互转化，痹病患病日久后常可以转化成痿病，痿病兼实邪又常出现痹病证候，痹痿每每相互错杂；痹病和痿病病位虽然都以肢体筋脉为主，但都可以表现出皮、肌、脉、筋、骨（即《内经》"五体"）之症状，证候类似，诸如皮痹与皮痿、筋痹与筋痿等，皆外症内合脏腑。现代医学常见的诸如进行性系统性硬化症、皮肌炎、类风湿关节炎等属于痹病范畴的疾病，多发性神经炎、系统性萎缩等痿病范畴的疾病，都可以同时表现出痹、痿两病的特征。

二、肺恶性肿瘤学术观点

（一）从正虚辨治"肺癌"

随着临床研究和基础实验研究的不断深入，"正虚致癌"这一理论观点逐渐达成共识。肿瘤的发生发展是集体邪正交争的过程，受到各种病因的长期影响，均会形成"正虚"的关键病机，进而导致脏腑功能失调、气血津液运行失常，气郁、血瘀、痰毒、湿邪蕴结脏腑，积久形成有形肿物。正如《素问·评热病论》中所讲"正气存内，邪不可干""邪之所凑，其气必虚"。不同类型肿瘤发生的病因病机虽不尽相同，但其发病均离不开"正气虚损，邪气停踞"这个关键病机。隋代巢元方《诸病源候论》中说："虚劳之人，阴阳伤损，血气凝涩，不能宣通经络，故积聚于内也。"此为虚劳积聚候，即虚劳病的一种，"夫虚劳者，五劳、六极、七伤是也"。五劳为志劳、心劳、瘦劳、忧劳、思劳，又有肺劳、心劳、肾劳、脾劳、肝劳；六极为气极、血极、筋极、肌极、胃极、精极；七伤为阴寒、阴萎、里急、精少、精清、精连连、小便苦数，又有大饱伤脾、大怒伤肝、强力举重或久坐湿地伤肾、形寒饮冷伤肺、忧愁思虑伤心、风雨寒暑伤形、大恐惧不节伤志，极大丰富了肿瘤"正虚"病机的内容；《中藏经》曰："积聚癥瘕杂虫者，皆五脏六腑真气失而邪气并，遂乃生焉，久之不除也，或积，或聚，或癥，或瘕。"金代张元素在《医述》论积证时，亦指出："壮人无积，虚人则有之，脾胃虚弱，气血两衰，四时有感，皆能成积。"明代李中梓《医宗必读》提出："积之成也，正气不足，而后邪气踞之。"明代张景岳《景岳全书》亦云："凡脾胃不足及虚弱失调之人，皆有积聚病。"这些都说明脏腑虚亏是肿瘤发生的内在因素，也是其他致病因素导致癌瘤发生的前提条件。肿瘤因虚而成，肿瘤形成后寄生于人体，耗气伤血，正虚进一步加重。此外，手术治疗、化学治疗、放射治疗等西医标准治疗是肿瘤治疗的有效手段，但这些治疗手段在达到祛邪作用的同时也损伤了人体正气。如手术切除部分脏器组织后气血亏虚；射线火热毒邪灼伤肺津出现干咳、胸痛等症，多见于肺癌肺燥阴亏证和气阴两虚证；化学治疗药物多为热毒之物，多耗气伤津，损伤脏腑而致乏力、脱发、口干、白细胞低下，甚至造成肾功能不全，形成心肾两虚、肝肾两虚、脾胃亏虚等证型，均可进一步加重"正虚"。

李老认为肺癌多为"肺虚标实"。"肺虚"有肺阴虚、肺气虚、气阴两虚之别，临床常合并脾虚、肾虚；"标实"多以痰湿、血瘀为主，根据 TNM 分期，Ⅰ、Ⅱ期患者证型多以肺脾气虚为主，Ⅲ期患者可见肺脾气虚、肾阴亏虚、肺阴亏虚等证型，Ⅳ期患者以气阴两虚为主。在肺癌发病过程中，随着手术、放化疗、靶向治疗耗气伤津，阴亏则热毒愈盛，痰湿证逐渐减少，瘀毒证有所增加，但气虚、气阴两虚贯穿始终，同时因为人体正气亏虚，免疫功能下降，多会发生肿瘤的扩散和转移，临床多见于气阴两虚证患者。

（二）带瘤生存

李老一直强调中晚期肺癌患者应"带瘤生存"，在不可治愈恶性肿瘤漫长治疗过程中，当邪正处于相对平衡的情况下，则可以出现"带瘤生存"的特殊阶段。此时的治疗目的应针对患者体质、重要脏腑、免疫及骨髓功能状况，生活质量的评估，制订个体化、动态调整的扶正抑瘤方案，以期达到或延续正邪相对平衡的状态，从而达到延长生存期、减轻痛苦症状、提高生存质量的目的。李老临床多以益气、补血、滋阴、温阳等扶正治疗为主，并根据肺部肿瘤的位置、大小、性质，辅以清热解毒、软坚散结、化瘀消肿之法。正如《素问·六元正纪大论》所讲"大积大聚不可犯也，衰其大半而止，过则死，此治积聚之法也"，指出大积大聚这类恶性肿瘤疾病不可过度治疗，而应"衰其大半而止"，否则可能造成医源性死亡。明代陈实功在《外科正宗》提出"带病延年"的理念，清代吴谦在（医宗金鉴）中提到"带疾而终天"，高秉钧的《疡科心得集》则记载"大方中有四绝证，风痨臌膈是也。疡科中亦有四绝证，谓失荣、舌疳、乳岩、肾岩翻花是也。"认识到诸多晚期癌症是难治性疾病，并提出"细论之，发于脏者为内因……如失营、舌疳、乳岩之类，治之得法，止可带疾终天而已"，提出不可根治的恶性肿瘤疾病可以通过恰当的治疗，达到"带疾终天"的目标。

中医带瘤生存是在整体观念和辨证论治思维指导下，不仅关注肿瘤局部，更关注患者的主观感受和生活质量，防止过度治疗和不合理治疗，带瘤生存理念传承了中医天人合一的整体观念。人是一个整体，人与环境是一个整体，人与其所患疾病也是一个整体。现代医学多以无瘤生存为疗效评价标准，认为恶性肿瘤疾病是局部病变，治疗恶性肿瘤必须灭活所有癌细胞以防复发。这些理念推动了根治性手术、放疗、化疗等方法的应用，但同时也因为缺乏整体观念，忽视了患者的整体状况，造成临床出现不必要的扩大手术、高强度化疗和放疗等过度治疗，导致机体承受不必要的过度损害，患者生存质量下降。随着大量临床试验研究的开展，众多医家逐渐产生对以无瘤生存作为唯一终极治疗目标的质疑。2006 年世界卫生组织（WHO）将肿瘤定义为可控、可治的慢性疾病，西医也将恶性肿瘤疾病的治疗从局限于恶性肿瘤病灶转变为重视恶性肿瘤疾病患者生存时间和生存质量，对不可根治恶性肿瘤的疗效评估以生存时间和生存质量为主，强调综合评估患者临床症状、主观感受、生活质量、心理状态等多方面的评价指标，这与中医的带瘤生存理念殊途同归，也为中西医结合治疗恶性肿瘤提供了新的思路与方法。

第四节　诊疗特点

外治与内治相结合

熏蒸疗法在新安医学的外治法中具有重要地位，也是李老在诊治类风湿关节炎患者时最为常用的外治疗法。熏蒸疗法又叫蒸汽疗法、汽浴疗法、中药雾化透皮治疗法，是以中医理论为指导，利用药物煎煮后所产生的蒸汽，通过熏蒸机体达到治疗目的的一种中医外治法。早在《黄帝内经》中就有"摩之浴之"之说，清代外治大师吴尚先（师机）的《理瀹骈文》曾指出，"外治之理，即内治之理；外治之药，即内治之药，所异者法耳"。熏蒸疗法可以借助药物气味和热气，祛除湿邪，促进气血运行，达到治疗疾病的目的。如果患者时间允许，尽量要辅以外治。熏蒸疗法所用药物应根据病情而定。根据李老的经验，若为风寒湿痹，症见关节疼痛、拘急、恶风怕冷者，可选用羌活、独活、防风、川乌、草乌、川芎、当归、桂枝、细辛等组方熏蒸，每日1次，2～4周为一疗程。熏蒸时病变部位要微微汗出，熏蒸后要注意保暖。若兼见热象，可用忍冬藤、赤芍、牡丹皮、薄荷、桑枝等组方煎煮熏蒸，每日1～2次，3～4周为一疗程。使用得当，将取得良好的辅助作用。常用的外治法还有以下几种。

巴豆饭外敷法

取巴豆（干品）10～15g，捣烂成泥，加入适量热大米饭混匀，置塑料布或芭蕉叶上敷于患处（以不烫伤皮肤为宜），用纱布绷带或其他布条固定即妥（注意：时间不超过8～10小时；过敏性皮疹可服抗过敏药，以睡前服为好；洗净配药食具及工具，以免中毒。据李济仁先生经验，塑料布与中药易起化学反应，造成皮肤损伤，且药力不易透过。故贴敷当以纱布、芭蕉叶之类为好）。

止痛擦剂

生半夏、生天南星、生川乌、生草乌各30g，用50%酒精500mL浸泡一周后，以脱脂棉擦肿痛处，每日2～3次。功用：止痛、消肿（不可内服）。

解痛布

肉桂、附子、川乌、大黄、当归各12g，半夏、白芷各9g，地龙、僵蚕、白芍、乳香、没药、木香、川芎、独活、秦艽各6g，细辛3g。共研细末，用高粱酒调如薄糊状，加生姜汁，用脱脂棉浸透，晒干或烘干。将浸透晒干的药棉外包纱布一层，左右两边用松紧带套在关节上或其他痛处。用于四肢关节疼痛效果最佳。

外用通药

当归、穿山甲、皂刺各15g，透骨草30g，桂枝、桃仁、红花、三棱、莪术各20g，川乌、草乌各10g。共研粗末，装入纱布口袋，加水蒸1小时，取出后稍放片刻，用干毛巾垫于痛处，将蒸药布包放于毛巾上，置半小时左右，每晚1次，每服药可用4～6次。

还有外灸、发泡等方法，临床可选择使用。另外，加强体质锻炼，注意环境冷暖，防止外邪侵袭，对预防痹病的发生有一定作用。李老指出，中医药治疗风湿病具有用药安全、疗效稳定等优点，但其起效较慢。在风湿病急性期治疗中，炎症的控制需要用西药，帮助患者缓解痛苦，防止关节的破坏。待中药作用显现，即可慢慢减少西药剂量（如递减激素剂量）乃至停用西药。不要固执中医一家之见而简单地排斥西医，能综合运用中西医结合疗法更佳。

痹痿通治

痹痿二证在病位、病机和辨证方面有许多相似之处，因此二证在治疗上也有相同方面。如"治痿独取阳明"，亦即调理脾胃，兼要照顾肺、肾之间的金水相生。肾为水脏，主骨、生髓、藏精，为先天之本，肺主气，朝会百脉，为水之上源，故益肺补肾，调其虚实，和其顺逆。而治痹之久者常用益脾胃、补肝肾之剂，尤其在湿痹的治疗上，常佐用健脾祛湿之品，对久痹肝肾不足者予补肝肾、强筋骨之剂。痿证以双下肢病重为多见，而腰以下为肾所主，故治痿有"专重肝肾"（《证治汇补》），治痿又"最宜峻补真阴"（《景岳全书》）。

痿病之源在于津气两虚。津不濡养，气不温煦。阳明胃为水谷之海，后天精微化生之源。后天化源不竭，才能奉养周身。津气来源于谷气，临证治痿，多以益气补津为首。痿之使于肺，而其治从于胃。胃肺二者经络相通，而冲脉隶属于肝肾，循胃之经上行。冲为血海，且"冲脉为经脉之海，主渗灌溪谷，与阳明合于宗筋，阴阳总宗筋之会，会于气街，而阳明为之长"，因此阳明虚则宗筋弛纵。

临证当滋其化源。胃为肺之津气化源，津气足则肺气有所敷布，使"精自生，神自盛，骨肉相保，巨气乃平"，可选用益气养津之品，而不用大辛大热。胃气充盛，水谷精微化源不息，经脉通达，则痿废自当渐渐痊愈。

"阳明病，五脏六腑之海，主润宗筋"，"阳明虚则宗筋纵"，"筋痿者，生于肝，使内也"。肝主疏泄而喜条达，若肝郁疏泄失职，多生热，郁久则肝阳上亢，肾水不足以涵木，宗筋无阴以济，而发为痿病。治疗则不能仅限于温肾壮阳，而要"各补其荥而通其俞，调其虚实，和其顺逆。筋脉骨肉，各以其时受月，则病已也"，"疏其血气，令其条达，而致和平"。即治疗时当以气血和畅调达、阴平阳秘为贵。对于痿病的治疗，李济仁教授常予养阴清肺、独取阳明、泻南补北法之外，认为从肝肾论治痿病具有独到之处，从而形成其治痿"专重肝肾"的学术思想。针对痹病和痿病均可表现出皮、肌、筋、脉、骨（即"五体"）的病证，联系广泛，证候相似，痹病日久常可转为痿病，痿病夹实又常见痹病证候的特点，李济仁教授治疗以通法祛其邪、补法扶其正，辅以外治等共同治则，调补气血，寒热辨治；固本培元，温补脾肾；重用黄芪，攻补兼施；藤虫并用，重视痰瘀；舒筋通络、培补肝肾，形成对于痹痿两病的共同有效治法。

寒热辨治

寒痹在中医古籍中又称"冷痹""痛痹""皮痹"等，主要发生在痹病的早期、缓解期，临床表现以疼痛较甚，得温缓解，固定不移为主。《内经》

中说"寒者温之"，故以散寒温阳为治疗大法，以桂枝附子汤为基础方，亦或以温络饮为基础加减，药用透骨草、桂枝、白芍、乳香、没药、川芎、细辛、羌活、独活等散寒除湿，温络止痛。《内经》论病因说："所谓痹者，各以其时，重感于风寒湿之气也。"论证候分类说："寒气甚者为痛痹。"痛甚者，合用乌头汤加减以温经散寒止痛。偏风者，形成风寒证，见恶风，遇风刺痛，疼痛走窜不定，舌淡苔薄白而干，脉缓，此属风寒袭于肌表，风邪善行数变，走窜不定，合用防风汤加减以祛风散寒、除湿通络，必配血中之气药川芎，血行而风自灭，又有祛风作用。偏湿者，形成寒湿证，见骨节间皮肤肌肉酸胀疼痛，舌淡苔薄白而腻，此属寒湿胶着凝滞，痹阻脉络，合用薏苡仁汤以发散风寒，健脾祛湿，配伍健脾燥湿补气之苍术、白术、山药等。单纯寒者，表现为关节肌肤怕冷，得热则舒为主，加巴戟天、补骨脂、淫羊藿（仙灵脾）、片姜黄，则以补益肝肾、温阳益气为主。

热痹在中医古籍中又称"痹热""流火""脉痹"等，常发生于痹病早期、中期，以关节肌肉红肿热痛为主要临床表现。《内经》中有"热者寒之"，故清热为其治疗大法，方以清络饮、白虎汤为主，清络饮由苦参、青风藤、萆薢、生黄柏组成。热有虚实之分，易与他邪夹杂而致痹，治疗时应根据其偏胜、虚实辨证。偏风者，形成风热证，见关节肌肉游走性疼痛为主，舌红苔黄，脉浮数，此属风热入侵，腠理开泄，血脉凝滞，合用大秦艽汤加减等以清热疏风，活血通脉。偏湿者，形成湿热证，则见关节肌肉局部肿胀，周身酸重，舌苔黄腻，脉滑数，此属湿遏热伏，流注关节经络，合用宣痹汤。偏虚热者，见关节发热，咽干口燥，五心烦热，舌红少苔，脉细数，加青蒿、地骨皮、粉丹皮、丹参清透虚热，透邪外出。单纯热型者，仅见关节局部红肿热痛，得冷则舒。临床研究表明，偏热型类风湿关节炎患者的关节肿胀度和压痛的敏感度均高于偏寒型，这与中医痹证特点"热者拒之"及西医病理红、肿、热、痛的理论是相符的。

痹证迁延不愈，易致寒热错杂，证见关节肌肉红肿热痛，局部畏寒怕冷，得暖则舒；或自觉关节肌肉冷痛，但触之灼热；全身可见身热不扬或发热畏寒；口干不欲引，或喜热饮，或自汗身凉，舌红苔白腻或黄腻或黄白相间，脉弦紧或滑数，此属风寒湿邪闭阻关节，早期郁久化热，寒热错杂，应温中以清，用桂枝芍药知母汤（《金匮要略》）。中晚期寒湿已趋热或湿热已趋寒化，热毒、痰、瘀之邪潜伏于中，以黄芪、当归、川芎、炒白术、生地黄、制川乌、制草乌、羌活、独活、威灵仙、淫羊藿、鸡血藤、白芍、乌梢蛇为基础，诸药合用，寒热并用，温阳散寒，清热利湿，益气活血，扶正祛邪。热盛者合清络饮加减，寒盛者加桂枝、制附片。寒热日久，痹证屡发不愈，则正气愈亏，湿邪留滞不去，痰浊内生，寒凝血瘀，热邪炼津耗液，血停为瘀，痰瘀胶着，脉络不和，则痹久难愈，影响脏腑功能，耗伤气血，损伤肝肾，形成顽痹，病情进一步发展而见筋脉拘急，肢体关节屈伸不利，甚至僵硬强直，往往从虚、痰、瘀辨证，合并痿证者，又当从肝肾论治。

（杨哲整理编写）

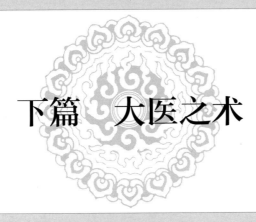

下篇　大医之术

第三章　痹病诊疗

第一节　辨治方法

一、辨证与辨病相结合

辨证论治是中医学理论体系的特色之一，也是中医诊治疾病的基本原则。辨病论治是借助于现代理化工具，用定量定性的直观数据阐释疾病的病理变化，以确定治疗原则。李老认为辨证论治与辨病论治在类风湿关节炎诊治方面各有特点，应将二者结合起来共同发挥其优势。在辨证论治的同时，还要选择有针对病的方药，以提高疗效。这里说的有针对病的方药，一方面，需要在临床中细心观察总结；另一方面，则需要学习现代中药研究的成果，把它们用到临床中去。

随着医学模式和疾病谱的变化，传统的辨证和辨病模式面临新的挑战。辨证论治与辨病论治相结合、宏观辨证与微观辨证相结合，在实践中受到越来越多的重视。类风湿关节炎属自身免疫性疾病，李老常用淫羊藿（仙灵脾）、露蜂房调节机体免疫功能。对血沉、C反应蛋白，类风湿因子、抗环瓜氨酸肽抗体增高而呈风寒湿痹表现者，多选用川乌、桂枝；对湿热痹表现者，多选用苦参、青风藤、黄柏、萆薢。验之临床，不仅可改善临床症状，且可降低这四项指标。对热痹的组方，李老重视应用苦参，认为苦参有清热燥湿、祛风解毒之良效。以苦参治疗痹证，与《圣济总录》中治疗肌痹之"苦参丸"相类。而现代药理研究则证实苦参有调节机体免疫的作用。

再者，从病理变化来说，滑膜炎是类风湿关节炎的主要病变，滑膜细胞显著增生，淋巴细胞和浆细胞聚集，滑膜内血管增多，肉芽组织形成，血管内皮肿胀，呈血管炎表现，类似于瘀血阻络的病机。实验证明，采用活血化瘀药，能够抑制滑膜的增生和血管翳的形成，阻止类风湿关节炎滑膜炎症的进展和骨质侵袭，病理实验和临床实际是颇为吻合的。在辨证时参用当归、赤芍、丹参、水蛭、土鳖虫、红花等活血化瘀药，确能提高疗效。化瘀药还可改善软骨细胞功能，促进新骨生成及修补。还有，先贤有"久必及肾""肾主骨"之说，类风湿关节炎病程缠绵且表现肾虚见证者，可加用补肾药如熟地黄、骨碎补、鹿角胶、桑寄生等，此类药物在药理研究中均证实对类风湿关节炎的骨质破坏、骨质疏松有修复作用，且能巩固疗效，防止复发。

辨证论治与辨病论治密切结合，对于研究疾病与证候的关系，探索临证诊治规律，拓宽治疗思路，提高临床疗效，具有很大意义。

二、辨治顽痹四法

"痹"者，痹阻不通之意。痹病乃风、寒、湿三气杂至而成。"顽痹"是痹病屡发不愈，形成肢体关节变形，难以屈伸，步履艰辛，甚则卧床不起，骨肉瘦削，身体弱羸者。先生用四法辨治取效颇佳，现概而论之。

1. 顽痹从虚辨治

俗称"久病必虚"。久痹邪深，相应内脏受累。顽痹病程演变复杂，其外因有风、寒、湿、热等外邪侵袭；内因则责之于五体相合的脏腑、经络、肢体功能障碍。顽痹形成与正气不足、禀赋体质、脏腑气血之分布亦关系密切。气血虚弱，阴阳失调，这是顽痹发生的先决条件。

从虚辨治，凡阳虚体质患者应从脾肾论治；素体阴虚则要肝肾同治；气血虚弱不禁风，多气血双补。辨阴阳、气血、禀赋体质的偏颇是从虚辨治的关键。

2. 顽痹从瘀辨治

顽痹发病，虽始因外邪侵袭，邪阻经络，气血瘀滞不通，经络久痹，气血不达，不能荣养肢体，亦是发病重要因素之一。正所谓："元气既虚，必不能达于血管，血管无气，必停留而瘀。"然顽痹之瘀，乃多虚瘀，法当从补气活血着手。

3. 顽痹从痰辨治

古人多说"顽痰怪症"，顽痹亦多有痰浊内蕴。此痰，一是因气血瘀阻日久，生理津液转化成病理之痰浊；二为久痹，脏腑受累，功能失调，痰从内生。治痰应着重于治生痰之脏，当健脾化痰通络。脾为生痰之源，脾健则湿去、痰化、瘀通。

4. 痹痿同病从肝肾辨治

痹病、痿病名殊但多类同。古今医籍痹痿合论撰文颇多，临床上痹痿同病亦很常见。凡痹痿同病，多有阴虚体质的内在倾向性。顽痹转痿当有肌肉瘦削、痿弱不用的临床表现。无论是痹痿同病或由痹转痿者，素体阴虚乃为其潜在的发病倾向。其治法又当以培补肝肾为主。肝肾同源、精血同源、乙癸同源等都是指肝肾二脏相互滋生、依赖和影响的关系。故顽痹与痿病同时存在的阶段，应重治肝肾，取效满意。先生调理肝肾，治愈多例痹痿同病，进一步说明了痹痿同病与阴虚体质的内在发病关系。

第二节　诊疗原则

一、扶正与祛邪并用

李老认为疾病的过程，是正气和邪气矛盾双方斗争的过程，因此在治疗原则上，离不开"祛邪"与"扶正"。

扶正，就是运用补益正气的药物或其他方法以扶助正气、增强体质、提高机体的抗病能力，达到祛除病邪、恢复健康的目的。如痹证见气虚、血虚、阴虚、阳虚、脾胃虚弱、肝肾不足等表现者，可相应地运用补气、补血、滋阴、助阳、补脾益胃、补益肝肾等法。痹证之形成，与正气亏虚密切相关，正如张景岳云："痹证大抵因虚者多，因寒者多，唯气不足，故风寒得以入之；唯阴邪留滞，故筋脉为之不利，此痹之大端也。"因此，即使病情初起，祛邪之中也需时时注意充分固护正气。祛邪，就是运用宣散攻逐邪气的药物或其他治疗方法（如针灸、推拿、药熨等）以祛除病邪，从而达到邪去正安的目的。根据邪气性质不同及其所侵犯人体部位的不同，选用相应的方法。如痹证属风邪胜，以祛风为主；寒邪胜，以散寒为主；热邪胜，以清热为主；湿邪胜，以祛湿为主；痰浊者，以化浊涤痰为主；瘀血者，以活血化瘀为主；等等。

扶正与祛邪，相互为用，相辅相成。因此，正确处理好扶正与祛邪的关系，是治疗疾病的关键所在。临床应根据正邪双方消长盛衰情况，区别主次、缓急，正确运用扶正祛邪法。李老认为，临证必须把握好扶正与祛邪的关系。就类风湿关节炎而言，祛风、散寒、除湿、清热、舒经通络是治疗类风湿关节炎的基本原则，后期还常配伍益气养血、滋补肝肾，以扶助正气。类风湿关节炎初期活动期，多见关节皮肤红肿，皮温高，关节疼痛，此为邪盛，正气未虚，多重用清热、除湿、祛风等祛邪法；类风湿关节炎初期缓解期，关节皮肤无红肿疼痛，但多畏风寒，关节肌肉酸胀不适，此时亦重用温阳、补肝肾，辅以祛风、散寒等；类风湿关节炎中后期或迁延日久，骨质破坏，关节畸形，活动不利，此为邪盛正虚，当补益肝肾，补益气血。正如《类证治裁·痹症》所说："治法总以补助真元，宣通脉络，使气血流畅，则痹自已。"结合不同的病变部位而选用方药，以及注意采用适当的虫类药，在痹证的治疗中具有一定意义，应予重视。

总之，类风湿关节炎诊治应该通盘考虑，总以攻不伤正、补不碍邪为基本指导思想。大体上说，在活动期以祛邪为主，缓解期以扶正为主。同时应注意：祛邪不可过缓，扶正不可峻补。

二、固本培元，寒热治痹

固本培元派是新安医学众多医派中学术观点明确、阵容强大、公认影响力最大的一支。固本培元派学术思想兴起后，对新安医家影响较为广泛，对于内科疑难病症、久治不愈病证和重症、误治失治等，均采用温补脾肾、温养气血的治法。

李老极为推崇明代新安医家汪机固本培元学说。汪氏擅用参芪补气，认为参芪补气又能补血，补阳又补阴，但在临床上并不是滥用参芪，而是因证施治。汪机认为营气虚是产生百病的根源，他提出的营气涉及了气血阴阳，故无论是气伤、血伤、阴伤、阳伤中的哪种，皆为营之伤，即损伤了人体的元气，而补营气的主要药物为参芪，所以他的补营就是补气培元，"固本培元"实质上是气血阴阳双补。

李老继承了新安医学固本培元派治痹思想，认为痹病由正气亏虚、禀赋不足，外邪侵袭、伏邪内发致病。认识到痹病病理性质为正虚邪实，以虚为本，先虚后实。固本培元派著名代表医家汪机在其著述《医学原理·痹门》中阐述："痹症虽因风寒湿三气而成，未有不由正气亏败所致，始则客于筋脉皮肉筋骨，久则不已，入于五脏则死矣。"明确指出正气亏败是痹病发病的先决条件。平人气血俱旺，营卫调和，则正气存内，邪不可干；若先天禀赋不足，后天失养，气血亏败，营卫失和，则风寒湿等外邪侵袭，或伏邪内发，邪从内引，痹阻经络血气，内舍脏腑，发为痹病。

平人应于平时调养气血，注重养护，使五脏得安，气血俱旺，营卫调和，则正气存内，藩篱有固，邪无从入。对于气血营卫的调养，汪机尤重视调护肺、脾、肾三脏，汪机在其著作《理虚元鉴》中提出了对虚劳病的论治和预防治则，"治虚有三本，肺、脾、肾是也。肺为五脏之天，脾为百骸之母，肾为性命之根，治肺治脾治肾，治虚之道毕矣"。盖天气通于肺，肺主一身之气，司卫外，主治节；脾胃为后天之本，气血生化之源，主水谷精气而资元气；肾为先天之本，内寓元阴元阳，为元气之根本，藏精气而不泻。肺脾肾三脏功能健全，则人安而无邪犯。

汪机在其《医学原理·痹门》中载："痹症多由气血亏败，风寒湿等邪乘之……治宜补养气血为本，疏理邪气为标。"详细阐发了"固本培元"治疗痹病的具体治则，即补养气血，疏理邪气，标本兼治。《灵枢·经水》曰"经脉者，受血而营之"，痹病的本质为邪气痹阻肢体经络气血，通过补养气血以治本，使气旺血充，则经络通行有力，为下一步"疏理邪气"奠定了基础，如风气胜者，补养气血，则血行风自灭；寒气胜者，补养气血，则血得温则行；湿邪重者，益气则湿化。然而"固本培元"并非纯补无攻，"疏理邪气"强调标本兼治，根据邪气的具体性质，辨证用药，有者求之，无者求之，盛者责之，虚者责之，自获良效。

李老首创"寒热疗法",平调寒热常遵循"热者寒之,寒者热之",利用寒热性中药干预、调节机体功能,使相关指标恢复正常,从而调整寒热体质或纠正寒热证,发挥中药的有效性。李济仁教授根据痹病特点提出了治疗早中期类风湿的"寒热三期新疗法",即主要针对类风湿关节炎早期、活动期的"热痹"采用寒性疗法(清热解毒、活血通络);针对类风湿关节炎早期、缓解期的"寒痹"采用热性疗法(补益肝肾、温阳益气);对于类风湿关节炎中后期病情复杂、病势迁延的患者,则固本培元,随证治之。并创造性地提出了具有针对性的"寒热"代表性的方药:寒性疗法的代表方剂清络饮,热性疗法的代表方剂温络饮。寒者热之,常用大热之附子、川乌、草乌大热除寒开痹,力峻效宏,但一定要先煎 1 小时以上,配伍乌梢蛇,温经散寒,通络止痛。热者寒之,重用苦参,清热燥湿,祛风解毒,善用藤类药,如络石藤、忍冬藤、青风藤,皆能通经入络,祛风除湿,佐以少许温热之品,如桂枝、淡附片等,既可通脉又可防止诸寒凉药力太过。寒热错杂痹病则寒凉药与温热药并用,巧用活用,其效乃彰,不及则无力行效,过之则会喧宾夺主,不可不慎。久病成顽痹者,常用蜈蚣、全蝎、土鳖虫等虫类药搜风剔瘀,通络止痛,因虫类药有一定毒性,用量不可过大,中病即止。治痹总以寒热为纲,分清寒热孰轻孰重,随证辅以补气、养血、活血、补益肝肾、引经药,终达寒热平调。近年来药理和临床研究证实,寒热配伍治疗类风湿关节炎具有抗炎与免疫调节作用,可以恢复免疫系统的动态平衡。

三、寒痹善祛痼寒、止痹痛

对于寒痹,李济仁教授认为附子、川乌、草乌是不可或缺的,但此三味药峻猛,且有毒性,犹如奇才怪癖,一般人不敢轻易动用,这是很遗憾的事情。附子辛温大热有毒,走而不守,性烈力雄,有补火回阳、通经散结之功,善治一切沉寒痼冷之证,为祛散阴寒的首选药物。张元素认为:"附子以白术为佐,乃除寒湿之圣药,湿药少加之引经。益火之源,以消阴翳,则便溺有节,乌附是也。"《本草汇言》讲:"附子,回阳气,散阴寒,逐冷痰,通关节之猛药也。"在临床应用时,对于寒湿偏胜的痹证,先生应用附子剂量一般在 15g 以上。先生在临床的体会是，对于寒湿偏胜的痹痛，附子用量必须要量大，量小则疗效不显，此外，附子还有"坚肌壮骨""好颜色"的美誉。川乌、草乌的作用基本相同，均具有明显镇痛和局麻作用。临床上以疼痛为主的痹病，不论其属寒、属热，均可在基本方上加用制附子、制川乌、制草乌。此三味药，川乌、草乌善于止痛，附子优于散寒。要注意的是服药期间不要饮酒，因乙醇能促进乌头碱的吸收，从而加强附子的毒性，导致中毒。亦不可与麻黄同用，以免产生不良反应，可伍以秦艽，以增强镇痛之功。

四、痹证初起用发散

痹证的本质为本虚标实，正虚卫外不固是痹证发生的内在基础，感受外邪是痹证发生的外在条件。《金匮要略·痉湿暍病脉证治第二》曰："若治风湿者，发其汗，但微微似欲出汗者，风湿俱去也。"《医宗必读·痹》曰："治外者，散邪为急。"痹在初起邪浅时，先生多用发散法以行祛邪。痹初邪浅多用羌活，取其发散解表之力宏；痹久邪深多用独活，取其祛风除湿之力缓。痹病初起，寒湿阻络，可冀麻黄一汗而解；痹病初起、风气胜者，关节游走性疼痛，常以防风配羌活、威灵仙、桂枝、天麻、川芎、葛根、麻黄等。一般用量为 6 ~ 9g。久痹血虚气弱则不宜用。

五、顽痹还用通法治

顽痹日久必致气血凝滞，先生以"通"为辨治顽痹基本法则之一，活血之品在先生组方中是每每可见。活血药中使用频率较高者为鸡血藤、活血藤、川芎。鸡血藤、活血藤均有强筋壮骨、调经活络、祛瘀止痛之功，《本草纲目拾遗》载鸡血藤"活血，暖腰膝，已风瘫"。鸡血藤养血之功优于活血藤，而活血藤更适于活血，二味并用，于血虚而兼瘀的痹病相得益彰，以冀补血而不滋腻，活血而不伤气。对痹病偏风者，川芎一药不可缺。《神农本草经》载川芎"主中风入脑头痛，寒痹，筋挛缓急"，该药为血中之气药，可使血行而风灭，又有祛风作用。中医治法中有通因通用、塞因塞用、寒因寒用、热因热用之反治法。先生认为还应有如川芎祛风行血之"行因行用"法。痹病偏风则疼痛游走不定，而川芎作用正是行而不守，可谓行因行用也。川芎"行因行用"有利于风邪的祛除。对于顽痹或伴有关节挛缩变形者，祛风之品当灵活加用，先生常加全蝎一条，或用乌梢蛇一条，除去头部与外皮，酒制后，研成粉末分吞，疗效较满意。

六、标本同治疗效佳

临床中患者最感痛苦的，是病灶局部的痛酸等感觉异常。因此在祛除痹病病因的同时，适当加入止痛、止酸药物，不仅可解除患者痛苦，还可增强患者愈病信心，主动配合治疗，缩短病程。上述组方中如气虚，常加黄芪、党参；血虚常用当归、鸡血藤、活血藤；阴虚加桑寄生、枸杞子；阳虚加仙茅、补骨脂等。可适当加香附、没药、泽兰等。若关节周围组织酸痛不适时，用雷公藤较好，雷公藤有清热解毒、祛风除湿、消肿止痛的作用，对关节周围组织疼痛，尤其是肌肉酸痛不止，疗效较好。该药对肌肉筋脉疼痛的缓解效果，明显优于对骨节间疼痛者。先生对痹病疼痛甚者，常嘱患者用汤剂冲服九分散（乳香、没药、麻黄、马钱子），消肿、止痛效果明显。

七、擅用引经药

引经药的应用，往往对痹病获效起着很大的作用。痹证的发病部位不同，选用不同的引经药，可以提高疗效。如上肢疼痛，先生常用羌活、桑桂枝、姜黄、秦艽、穿山甲珠（代）；下肢用五加皮、牛膝（风寒者用川牛膝、肾虚者用怀牛膝）、独活、木瓜；项背痛用葛根、羌活、独活、蔓荆子、防风；脊背痛用狗脊、鹿角片；腰痛用狗脊、杜仲、续断、桑寄生；胁痛用柴胡、青皮、川楝子；胸痛用郁金、瓜蒌、薤白；骨节疼痛可加威灵仙、补骨脂；小关节疼痛郁久化热者加丝瓜络、忍冬藤、鸡血藤、天仙藤；肌肉疼痛，可加雷公藤等。久病入络者，选用藤类药祛风止痛，疏通经络。如海风藤祛络中之风，善治游走性关节痛；络石藤散络中之寒；丝瓜络除络中之湿；忍冬藤清络中之热；天仙藤化络中之瘀，痹痛兼水肿者用之最宜。诸藤性味不同，功用各异，同中有异，异中有同，临床中需要细心探索，才能体会诸药运用之奥妙。

八、择时服药增疗效

对于痹病，服药最好是在早晨与夜睡前各服1次，因痹病患者活动障碍以晨起为甚，其疼痛以夜间为剧，晨晚分服中药，意在病作前及时截治，有利于药效的发挥，控制病情发展。同时宜注意环境的冷暖，防止外邪侵袭，而且还应长期进行功能锻炼，以防止关节挛缩、变形，加快功能的恢复。

九、寓防于治

痹病往往病程长，常反复发作，迁延不愈，在早期治疗与后续治疗过程中要防止疾病恶化与传变。李济仁教授强调在中医辨证论治基础上，注意生活防治，做到"适寒温，控饮食，调情志，多锻炼"。平时应避风寒，注意保暖，少居潮湿之地或高温劳作，饮食宜清淡，忌食辛辣刺激及大热食物，以避免湿浊困脾碍胃，同时要保持心情舒畅，使肝气条达，脾气健旺，适当的关节功能锻炼不仅促进关节功能的恢复，还可提高机体正气，正盛则邪退，活动期应适当休息，缓解期可以慢走、骑车等，同时减少关节负重的活动。在治痹过程中，常加大剂量黄芪，配伍当归、川芎、炒白术等，意在补气生血行血，气血调和，人体正气充盛，不易复感外邪，内伏之邪气难以外达，则痹病日渐好转。此外，李济仁教授还注重针灸治疗、中药离子导入、中药熏蒸、冬病夏治等中医传统外治法。

第三节　用药特点

对于李济仁教授治疗类风湿关节炎所用的药物，如果从药物的五味来看，以味甘、味辛和味苦的中药居多，其次是味咸的中药，最少的是味酸的中药。苦能泄、能燥，具清热泻火、燥湿功效；辛能散、能行，具活血行气功效；甘能补、能和、能缓，具和中补益、调和诸药功效。这与李济仁教授治疗类风湿关节炎重视祛风、散寒、除湿、通络的基本原则相符。从药物的四气来看，以性寒、温的药物居多，其次为性平的药物，性热、凉的药物最少，体现了李济仁教授以寒热为纲辨治痹证的治疗思想。从药物的归经来看，以入肝、脾、肾经的药物居多，其次是入心、肺经，入大肠、小肠、胆、心包、膀胱、三焦经者较少，反映了李济仁教授固本培元、调补肝肾的治疗思想。

通过分析药味之间的协同性，我们发现李济仁教授治疗类风湿关节炎常用的药物组合可分为以下几类。

1. 与痛痹相关的临床常用中药组合

制川乌、制草乌：制川乌味辛、苦，性热，有毒，归心、肝、肾、脾经，祛风除湿，温经止痛。制草乌味辛、苦，性热，有毒，归心、肝、肾、脾经，祛风除湿，温经止痛。两者合用于风寒湿痹，关节疼痛。

全蝎、蜈蚣：全蝎辛，平，有毒，入肝经，息风解痉，祛风止痛。蜈蚣辛，温，有毒，归肝经，息风镇痉，通络止痛。两者合用能加强蠲痹通络止痛之效。

蕲蛇、全蝎：蕲蛇甘、咸，温，有毒，归肝经，祛风，通络，止痉，与全蝎合用可加强通络止痛之效。

2. 与行痹相关的临床常用中药组合

羌活、独活：羌活辛、苦，温，归膀胱、肾经，散寒，祛风，除湿，止痛。独活辛、苦，微温，归肾、膀胱经，祛风除湿，通痹止痛。羌活、独活共用增强祛风除湿止痛之功。羌活善治上半身疼痛，独活则偏于下半身疼痛。

鸡血藤、活血藤：鸡血藤归肝、肾经，味苦、甘，性温，补血，活血，通络。活血藤养血消瘀，理气化湿。两者合用，能生血养血补血以通经活络，达到"血行风自灭"的效果。

僵蚕、蝉蜕：僵蚕归肝、肺、胃经，味咸、辛，性平，祛风定惊，化痰散结。蝉蜕归肺、肝经，味甘，性寒，散风除热，利咽，透疹，退翳，解痉。两者合用，祛风通络止痛。

3. 与着痹相关的临床常用中药组合

青风藤、苦参：青风藤归肝、脾经，味苦、辛，性平，祛风湿，通经络，利小便。苦参归心、肝、胃、大肠、膀胱经，味苦，性寒，清热燥湿，杀虫，利尿。两者合用，加强祛湿、燥湿之效。

青风藤、萆薢：青风藤归肝、脾经，味苦、辛，性平，祛风湿，通经络，利小便。萆薢入肝、胃、膀胱经，味苦，性平，祛风，利湿。两者合用，加强祛风除湿之功效。

羌活、独活：羌活辛、苦，温，归膀胱、肾经，散寒，祛风，除湿，止痛。独活辛、苦，微温，归肾、膀胱经，祛风除湿，通痹止痛。羌活、独活共用，增强祛风除湿止痛之功效。

蜈蚣、地龙：蜈蚣辛、温，有毒，归肝经，息风镇痉，通络止痛。地龙归肝、脾、膀胱经，味咸，性寒，清热定惊，通络，平喘，利尿。两者合用，祛风湿通络止痛。

4. 与热痹相关的临床常用中药组合

黄柏、苦参：黄柏归肾、膀胱经，味苦，性寒，清热燥湿，泻火除蒸，解毒疗疮。苦参归心、肝、胃、大肠、膀胱经，味苦，性寒，清热燥湿，杀虫，利尿。两者合用，加强清热燥湿之效。

青风藤、黄柏：青风藤归肝、脾经，味苦、辛，性平，祛风湿，通经络，利小便。黄柏归肾、膀胱经，味苦，性寒，清热燥湿，泻火除蒸，解毒疗疮。两者合用，清热祛风湿。

黄柏、蒲公英：黄柏归肾、膀胱经，味苦，性寒，清热燥湿，泻火除蒸，解毒疗疮。蒲公英归肝、胃经，味苦、甘，性寒，清热解毒，消肿散结，利尿通淋。两者合用，增强清热解毒之功效。

忍冬藤、土茯苓：忍冬藤归肺、胃经，味甘，性寒，清热解毒，疏风通络。土茯苓归肝、胃经，味甘、淡，性平，除湿，解毒，通利关节。两者合用，清热解毒，除湿通络。

5. 与顽痹相关的临床常用中药组合

仙茅、淫羊藿：仙茅归肾、肝、脾经，味辛，性热，有毒，补肾阳，强筋骨，祛寒湿。淫羊藿归肝、肾经，味辛、甘，性温，补肾阳，强筋骨，祛风湿。两者合用，培补肝肾，强筋健骨，祛风除湿。

赤芍、白芍：赤芍归肝经，味苦，性微寒，清热凉血，散瘀止痛。白芍归肝、脾经，味苦、酸，性微寒，平肝止痛，养血调经，敛阴止汗。两者合用，活血通络止痛。

乳香、没药：乳香味苦，性温，入心、肝、脾经，调气活血，定痛，追毒。没药味苦，性平，入肝经，散血祛瘀，消肿定痛。两者合用，活血化瘀止痛。

第四节 核心方药

名老中医拥有深厚的学术造诣和丰富的临床经验，其学术思想、诊断方法、遣方施药等，是经过临床实践、总结、再实践、升华而得出的宝贵成果。其形成于大量的临证过程中，已反复验证其有效性及安全性。不同名老中医常用方药各有特色。

李济仁所用核心药物有 16 味，分别是当归、炙黄芪、鸡血藤、苦参、青风藤、黄柏、蒲公英、蜈蚣、秦艽、白术、全蝎、生地黄、陈皮、地龙、豨莶草、炙川乌。在症状－中药关联性研究中，我们发现痹病常用的随症加减组合形式：羌活治疗上肢疼痛，独活治疗下肢疼痛，制川乌、制草乌治疗关节僵硬，水蛭、土鳖虫、蜈蚣、全蝎、地龙治疗关节肿胀，黄柏、青风藤治疗关节疼痛等。

从方剂来说，"清络饮"是首届国医大师李济仁治痹验方，临床疗效满意。团队前期运用网络药理学对李济仁治疗类风湿关节炎的 871 例处方进行分析，发现"清络饮"为其治疗多种风湿类疾病的核心处方。该方针对痹病湿热证的主要病机，以清热除湿、通络开痹为目的，发挥抑制免疫反应、抗炎、抑制血管新生、镇痛等作用。

近年来，网络药理学已成为中医药研究的重要工具，广泛应用于中药活性成分筛选、药物重定位、中药配伍机制探索以及中医药多成分、多途径、多通路的作用机制阐释等。"网络靶标"是网络药理学的核心概念，指的是生物网络中能够从分子水平和系统层次表征中西药物与疾病的相互作用机制，并定量表示药物多成分整合调节作用机制的网络关键环节。以网络靶标为基础的中医药网络药理学目前快速发展并在中医药领域取得多方面应用。为进一步针对类风湿关节炎血管新生的核心病理过程，加强"清络饮"的临床针对性，提升临床疗效，团队利用"网络靶标"技术方法和自主研发的网络靶标分析专利技术 UNIQ 系统，靶向类风湿关节炎血管新生等难治环节的特定生物机制，从全局上筛选针对类风湿关节炎血管新生等生物过程的中药，再与名老中医的实际经验紧密结合，对国医大师李济仁治痹核心处方"清络饮"进行精准优化，获得机制较为清晰、临床疗效提高的优化处方"加味清络饮"。

优化处方加味清络饮以青风藤、苦参为君药，祛风通络、清热燥湿、舒筋止痛。《本草纲目》载青风藤可"治风湿流注，历节鹤膝，麻痹瘙痒"，此为祛风除湿清络之要药。《名医别录》载苦参可"养肝胆气，安五脏，定志益精"。《黄帝内经》云"肝主筋"。苦参养肝胆之气，安五脏，与青风藤相配，一主祛邪清络，一主养气舒筋，二者相得益彰。

臣药以豨莶草、筋骨草、救必应、延胡索为辅，从祛风湿、清热解毒、活血止痛3个方面发挥作用，共助君药。《黄帝内经》曰"邪之所凑，其气必虚"，故佐以草薢、刺五加，以养脾肾之气。肾脏为先天之本，脾脏为后天之本，此二脏精气充盛，必使正气克邪有力，此为先安未受邪之地之意。

本证湿热偏盛，故除君药以外，配伍清热解毒之品。使以知母清热养阴，能防诸苦燥药物伤阴，使祛邪不伤正，又《主治秘要》云"作利小便之佐使，肾中本药"，有利湿热邪从小便而出，使邪热去而正气复。

加味清络饮的配伍特点是祛风通络与养气舒筋同用，清热解毒与活血止痛相配，祛邪与养气并举，祛邪扶正兼顾。

加味清络饮与传统治疗痹病中成药相比，特别是通络类中成药相比，其主要特点在于针对类风湿关节炎血管新生靶点进行治疗，通过抑制血管新生，达到改善症状、治疗疾病的目的。

加味清络饮"清络"之含义，在于调节络的功能，调气以和血、调血以和气。不仅靶向络中气血，起到传统"通络"作用，还靶向"络"本身，亦即同时调节络的形质与功能。现代医学方面则体现在调节炎症反应及血管新生两方面。

团队应用网络药理学技术方法，以类风湿关节炎血管新生等关键通路为靶标，全面预测治疗类风湿关节炎的有效药物，进而结合首届国医大师李济仁、安徽省名中医李艳临证经验，获得针对湿热痹阻型类风湿关节炎、靶向类风湿关节炎血管新生的优化处方"加味清络饮"。加味清络饮优化处方的特色更明显、机制较清晰、定位更精准、疗效更突出，获得国家发明专利1项。这种基于网络靶标理论与方法的中药精准研发方法，首次成功优化名医验方，建立了一种处方精准优化的新模式。为名医经验传承发展和中药精准研发提供了新的思路和途径。能够有力地加速中医药验方优化开发、名老中医学术经验传承创新。

（杨哲整理编写）

第四章　肺恶性肿瘤诊疗

第一节　辨治方法

一、辨病与辨证相合

辨证论治是中医学理论体系的特色之一，也是中医诊治疾病的基本原则。辨病论治是借助于现代理化工具，用定量定性的直观数据阐释疾病的病理变化，以确定治疗原则。李老认为辨证论治与辨病论治在肿瘤诊治方面各有特点，应将二者结合起来共同发挥其优势。由于肺癌病机复杂，证候多变，应根据机体气血阴阳的盛衰，或气滞、或痰凝、或血瘀、或毒聚等不同邪实状况，以及内外证候的不同表现，灵活辨证。同时，应根据肺癌的不同部位，原发转移的不同性质，进行辨病论治。辨证与辨病共举，经方与专方同用，效方与达药相结合，取得理想效果。

李老强调在辨证施药的同时，常根据不同的肿瘤类型选用相应的药物。如肺癌常选用金荞麦、炙蟾皮；胃癌常选用菝葜、红豆杉树皮；肝癌用斑蝥、守宫；乳腺癌常用藤梨根、蛇莓；直肠癌选用龙葵、白英等。如患者术后高热，可随症选用金银花、连翘、菊花、天葵等清解热毒；伤口不愈，可加用生黄芪、当归、赤芍、丹参、川芎等生肌活血；对于肿瘤疼痛明显患者，可选用制乳香、制没药、延胡索、徐长卿、郁金、猫人参等。此类药物的使用，极大地提高了临床疗效。

二、攻补兼施

中医学博大精深，邪正内涵早已在《内经》中所述，正如《素问》所云："邪气盛则实，精气夺则虚。"正气虚宜扶正，邪气实宜祛邪，然肿瘤中期，常虚实夹杂，寒热错杂，病理状态表现为邪气盛，正气虚，邪正相持，人体正气尚存但无力抗邪或祛邪外出，此时机体尚可耐受攻邪之药，治疗宜攻补兼施，同时掌握好补而不助邪、攻而不伤正的原则。恶性肿瘤的生长是高消耗和倍增的，其侵袭性高，易转移，获得营养方式较正常组织更强，故掌握攻补的时间及使用不同药物的比例极其重要，同时避免剂量过大及药物品种过多。李教授强调恶性肿瘤的遣方用药贵在灵活，必须依据病情的变化随证施药，不能偏信特效方药而一方或一药到底，把癌症简单化。在益气健脾、补益肝肾、培补先后天之本基础上，软坚与散结结合，临床常用三棱、莪术、三七、川芎、牛膝、鸡血藤、生牡蛎、浙贝母、鳖甲等活血、软坚，以奏标本兼治之效。动物药在攻补兼治肿瘤中也发挥着重要作用，叶天士明确提出"血肉有情，栽培身内精血"，李教授常辨证选用蜈蚣、淡全蝎、露蜂房、炙蟾皮、炮山甲（代）、天龙、土鳖虫、九香虫、地龙、鼠妇等，以人为本，以毒攻毒，重养"形"而以"精血"为先，精血源源不断，则可以充分调动人体正气而抗御肿瘤。

第二节　诊疗原则

一、扶正与祛邪并用

李老认为肺癌发病原因无外乎正虚邪实，由于正气虚损，脏腑阴阳功能失调，气滞、痰凝、瘀血、浊毒等有形之邪趁虚而入，留滞肺部，形成肿块，故而发为肿瘤。"正气虚则成岩"（《外证医编》），肿瘤的发生，首先责之于正气虚，正气虚则以脏腑的气、血、阴、阳虚损为主，且正气不足存在于疾病的各个阶段。邪气实则存在气滞、痰凝、瘀血、浊毒等病理因素，气滞则血瘀、气滞则痰凝，故《景岳全书》云："凡人之气血犹源泉也，盛则流畅，少则壅滞。故气血不虚不滞，虚则无有不滞者。"《仁斋直指方》亦有"气结则生痰，痰盛则气愈结"的记载。诸多病理因素常兼加致病，出现气滞血瘀、痰瘀互结、瘀毒内盛之候。"邪之所凑，其气必虚"（《素问·评热病论》），肿瘤存在于体内，则正气益虚。故李老强调，对于肿瘤的治疗应予扶正与祛邪并用。肺癌患者毕竟存在正虚，而且在病情的发展过程中，癌毒不断耗伤正气，正虚之象渐渐显现，或以正虚为主，故需关注体质状况，在正邪消长的过程中，恰当选择，适量运用扶正补益药，增强机体免疫功能，以助邪外出，李杲说"温之，和之，调之，养之，皆补也。"（《内外伤辨惑论》）。所以，在肺癌的辨证论治过程中，既要注重机体存在癌瘤病灶的现实，采用"攻邪"之法，又要强调在肺癌病程中机体正气虚所表现的各种各样临床症状和体征，适当采用"扶正"等治法，正确处理"祛邪"与"扶正"的关系，扶正与祛邪并用。

扶正是前提和基础，在扶正的基础上适时、适度祛邪，方能把握肿瘤治疗的精髓。在临床治病中是以扶正为主，还是以祛邪为主，要根据每一位肺癌患者的正气与邪气的孰盛孰衰，还要结合阶段性的变化，补与攻灵活自如，但具体实践操作比较复杂。如攻邪太过，不仅不能抑制肺癌病灶的生长，而且很有可能促进病灶的发展，甚或加速其转移反之，如补益不适度，不仅不能调节肺癌患者的正气，相反会耗伤人的正气，出现食欲降低、精神萎软、口干加重等，不能有效地控制病灶。祛邪是为了扶正，扶正与祛邪相结合，其治疗最终目的，主要是为了扶正。

李老临床常用大抽芪、炒白术、潞党参、绞股蓝等益气健脾之品，当归、制黄精、熟地黄、阿胶等养血益髓之药，百合、石斛、沙参、墨旱莲、女贞子、制鳖甲等生津养阴之属，以扶助正气。喜用木香、甘松、乌药、佛手等行气理气之药，生薏苡仁、炒薏苡仁、法半夏、浙贝母、玉米须、车前草等祛痰化湿之药，川芎、制延胡索、淡全蝎等活血通络之药，土茯苓、制大黄、龙葵、白花蛇舌草等清热解毒兼有现代抗肿瘤药理作用之药，以祛除邪气。

二、软坚与活血同施

肿瘤的发生是人体气血阴阳的失调，多种致病邪气侵袭机体所形成，其病程久长，证候多变，症状繁杂，治疗实属不易。李老认为，久病易生瘀，久病易络阻。《内经》中就有"积聚""石瘕"等与瘀血相关的论述。如《素问·举痛论》云："寒气客于小肠膜原之间，络血之中，血泣不得注于大经，血气稽留不得行，故宿昔而成积矣。"《医林改错》亦云："无论何处，皆有气血，气无形不能结块，结块者必须行之血也。血受寒则凝结成块，血受热则煎熬成块。"临床常表现为患处刺痛，皮肤发绀，固定不移，拒按等表现，并可见舌质紫黯或有瘀斑瘀点、脉沉涩等征象。"瘤者，留也。"肿瘤既发，多为有形之肿块结于体内，病理性质为痰瘀浊毒胶结，窒塞气机，瘀阻络道，肿块坚硬如岩等。究其原因，多为气机郁滞，或为瘀血阻络，或为痰凝结聚，或为癌毒内聚等引起，使肿瘤成为痼疾。在治疗方面，李老遵循《内经》"坚者消之""结者散之"的原则，予以软坚散结、化痰散结、理气散结、解毒散结、活血祛瘀、化瘀通络、行气活血等治法，以达到标本兼治之效。临床常用三棱、莪术、川芎、红花、淡全蝎、炙蜈蚣、鸡血藤、活血藤、制土鳖虫、三七、浙贝母、海藻、昆布、生牡蛎、鳖甲等活血、软坚之品。

三、局部与整体相统一

肺癌是因虚而得病，因虚而致实，虚是病之本，实为病之标，虚是全身性的，实为局部性的，因此，对肺癌的局部治疗和控制确实是必要的。李老指出，我们不仅要关注肺癌患者肺部气血阴阳是否调和，气机升降出入能否平衡，还必须给予全身整体治疗以纠正患者的内环境紊乱，同时针对晚期肺癌患者或已无法接受局部治疗的肺癌患者则应以全身整体治疗为主，从整体方面加以调整治疗，做到局部与整体相统一，倡导"带瘤生存"。

四、扶正培元贯穿始终

李老极为推崇明代新安医家汪机固本培元学说，其以《内经》"阳生阴长"的理论为根，提出"营中有卫，营兼血气"、补气即补阴的"营卫一气说"，在治疗中擅用大剂量人参、黄芪，并进一步提出"参芪双补说"，意补气补阳即为补阴补血，认为"火与元气不容两立"，此为新安医学固本培元之始。

后其亲传弟子孙一奎又兼修朱氏的"阳有余阴不足论"、薛己治病必求真阴真阳之本之说，其认为命门是两肾间的元气，即动气，强调"两肾中间动气，五脏六腑之本，十二经脉之根，谓之阳则可，谓之火则不，是生生不息之根"。师徒二人于固本培元之见又稍有差异。汪氏以人参、白术、黄芪和营卫、温补脾胃阳气，重视脾胃为后天之本；孙氏则以温补下元为重，临证中以干姜、附子固先后天之本、培脾肾元气并举并治。后明清以来冯塘程系、歙西澄塘吴系、歙西余系、休宁汪系等众多医家，不断丰富和壮大了这一学说，治则以温养气血、培补脾肾元气为本，于临床中擅用人参、黄芪、白术，或合用干姜、附子的治法。李老在新安固本培元学说上，针对肿瘤患者提出了扶正培元的基本治疗原则。扶正培元即固护人体正气，平衡阴阳、气血，维持脏腑、经络的正常生理功能，从而改善肿瘤内环境，提高机体自身免疫能力，杀伤癌细胞，抑制其生长、扩散和转移。从临床效果看，扶正培元能有效改善肺癌患者的临床症状，减轻放化疗的毒副作用，从而提高手术、化疗、放疗的疗效。

李老认为很多肿瘤是可防可控的。对于肿瘤的病理、病机特点，古籍中多有论述，《诸病源候论·积聚病诸候》云："诸脏受邪，初未能成积聚，留滞不去，乃成积聚。"《医宗必读·积聚篇》记载："积之成者，正气不足，而后邪气踞之。"《景岳全书·积聚》云："凡积聚之治，如经之云者，亦既尽矣。然欲总其要，不过四法：曰攻，曰消，曰散，曰补，四者而已。"意为肿瘤的发病机制总为正气亏损，邪气留滞。肺癌的形成非一日之功，其发病是在"正虚"的基础上导致脏腑功能失调、气血失和，最终形成"痰、瘀、毒"等病理产物，这些病理产物是肺癌形成过程中的重要病理因素。

现代研究认为，肿瘤的发病与机体内环境失衡有关。李老认为中西医有内在相通关系，在此阶段，对机体的"失调"和"不和"进行干预，扶正培元、调节脏腑功能，调节体内气机阴阳，恢复平衡状态，可以改变机体内环境，防治甚至消除这些病理产物，改变适宜肿瘤细胞分裂增殖的原有基础，抑制肿瘤细胞增生，从而阻断肿瘤的发生，将中医防治肿瘤的关口前移。故临证常用旋覆花、厚朴、枳实、陈皮、瓜蒌皮等理气之品调节机体内在平衡，达到防治肿瘤的目的。先生尤擅运用旋覆花一药，《本经》云其"主结气，胁下满，惊悸。除水，去五脏间寒热，补中，下气"。《千金要方·痰饮》谓"旋覆花汤，治胸膈痰结唾如胶，不下食者。"又"诸花皆升，旋复独降"，其具有消痰、下气、软坚、行水之功效。现代医学亦认为旋覆花具有抑制肿瘤细胞增殖活性、促进肿瘤细胞凋亡的作用。肿瘤若已成，更应扶正培元，使脏腑气、血、津、液充沛，以防肿瘤生长、扩散和转移。正如《黄帝内经》云："圣人不治已病治未病，不治已乱治未乱……病已成而后药之，乱已成而后治之，譬犹渴而穿井，斗而铸锥，不亦晚乎。"

五、时时注意顾护胃气

李老认为肺癌治疗整个过程，不论早期还是晚期，应时时注意顾护胃气，以保生化之源不竭，脾胃不败。正如《黄帝内经》中所说："四时百病，胃气为本""有胃气则生，无胃气则死。"脾、胃居中焦，为"后天之本""水谷之海""气血生化之源""脏腑经络之根"，五脏的功能活动，气血津液的正常化生，皆依赖于脾胃运化的水谷精微为物质基础，气血生化源源不断，是积极治疗的基础，也为治疗提供良好的时机，以及药物摄入的有效途径。正如《脾胃论》中所讲："脾胃弱则百病即生，脾胃足则外邪皆息。"肺主气，司呼吸，将脾胃运化的水谷精微布散至全身。因此，针对肺癌患者，李老注重调补肺脾之气，常以黄芪、白术、山药、太子参、西洋参、南北沙参补益肺脾之气，健运中焦，培土生金，使机体正气充沛，气血充足，抗癌能力自然加强，从而达到消除癌肿，防止抑制肿瘤生长、扩散和转移的目的。

六、重视心理，调畅情志

《内经》言："卒然外中于寒，若内伤于忧怒，则气上逆……著而不去，而积皆成矣。"《格致余论》认为："忧怒抑郁，朝夕积累……肝气积滞，遂成隐核。"这说明长期的情志不畅会导致正气亏损，脏腑功能失调，而大量临床实践证明，罹患恶性肿瘤这一事实对患者而言是一种极强的心理应激，这种应激反应对于临床治疗有着极大的反作用。因此先生特别重视心理治疗，首先通过心理干预如谈话、建议患者改善生活方式等给予患者战胜肿瘤的信心，预防患者产生抑郁、自我评价过低、易激惹等负面情绪；其次临床用药多予疏肝理气之品，如合欢皮、合欢花、首乌藤等。先生常言，患者是一个整体，不能只见疾病，不见病人。

七、养治结合，辨证用膳

中医自古便有食养与药养相结合的治疗方式，唐代名医孙思邈说："为医者，当须洞晓病源，知其所犯，以食治之，食疗不愈，然后命药。"肿瘤患者在治疗中应注意养治结合，强调均衡营养，注重扶正补虚，《内经》云："谷肉果菜，食养尽之，无使过之，伤其正也。""五谷为养，五果为助，五畜为益，五菜为充。"肿瘤患者应注重均衡营养，切勿失之偏颇，否则有害无益。

临床上，食疗必须符合"辨证施治"原则，要因病而异，因人而异，不能千篇一律。如辨证为毒热雍盛，邪火炽烈之证，患者症见热象，禁忌温热之补品，如桂圆、荔枝、鹿肉、人参、羊肉、狗肉、大虾等，应予以具有清热解毒功效之蔬菜、食品，如马齿苋、东风菜、荠菜、鸭肉、芦根、芦笋等；患者术后，脾胃虚弱而食少、腹胀、便溏者，则应以健脾和胃之物调补，如山药、茯苓、莲子、谷麦芽等；放疗期间或以后，由于热毒伤阴，症见口干咽燥、舌苔光剥，脉细数者，应多食甘寒养阴生津之品，如茅根汁、荸荠汁、梨汁等，而忌香燥、烩炙、辛辣、烟酒等刺激物；肺癌患者症见咳嗽、咳痰、痰血等，属阴虚痰热内蕴，则应忌滋阴生痰的辛辣、鱼腥发物，以及壅气类食物；肝、胃、腹腔内各种恶性肿瘤并发腹胀、腹水时，宜多食淡渗利尿的食物，而忌壅气类食物，如芋艿、番薯、南瓜之类。

第三节 用药特点

分析李济仁教授治疗肺恶性肿瘤疾病所用药物的四气、五味和归经发现，从五味角度讲，这些药物以味甘、味苦中药居多，其次是味辛，最少的是味酸、味咸的中药，苦能泄，具清热泻火之功效，甘能补、能和、能缓，具和中补益、调和诸药功效，体现了李济仁教授治疗肺恶性肿瘤多以清热解毒、益气补中、扶正抗癌。从药物的四气来说，以性寒、温的药物居多，其次为性平的药物，性热、凉的药物最少，体现了肺恶性肿瘤以寒热辨治，多用清热解毒、温补之法。从药物的归经来说，以入肺、脾、肝经的中药居多，其次是入心、肾经，大肠、小肠、胆、心包、膀胱、三焦经较少。

通过分析草药与草药之间的协同性，我们发现与肺恶性肿瘤相关的临床常用中药组合包括南沙参 - 北沙参、半边莲 - 半枝莲、黄芩 - 鱼腥草、乳香 - 没药等。

肺恶性肿瘤胸痛明显者可配伍香附、延胡索、郁金。香附归肝、脾、三焦经，味辛、微苦、微甘，性平，行气解郁，调经止痛。延胡索归肝、脾经，味辛、苦，性温，活血，利气，止痛。郁金归肝、心、肺经，味辛、苦，性寒，行气化瘀，清心解郁，利胆退黄。三者合用，理气通络，活血定痛。

肺恶性肿瘤反复咯血，血色暗红者，可配伍蒲黄、三七、藕节、仙鹤草、茜草根。蒲黄归肝、心包经，味甘，性平，止血，化瘀，通淋。三七归肝、胃经，味甘、微苦，性温，散瘀止血，消肿定痛。藕节归肝、肺、胃经，味甘、涩，性平，止血，消瘀。仙鹤草归心、肝经，味苦、涩，性平，功能收敛止血，截疟，止痢，解毒。茜草根归心、肝经，味苦，性寒，功能行血止血，通经活络，止咳祛痰。上述诸药合用，共奏祛瘀止血之效。

肺恶性肿瘤日久瘀滞化热，暗伤气津见口干、舌燥者，可配伍沙参、天花粉、生地黄、玄参、知母等。沙参甘，凉。功能清热养阴，润肺止咳。天花粉归肺、胃经，甘、微苦，微寒，功能清热生津，消肿排脓。生地甘、苦，寒，功效为清热凉血，养阴生津，润肠。玄参归肺、胃、肾经，甘、苦、咸，微寒，功能凉血滋阴，泻火解毒。知母归肺、胃、肾经，苦、甘，寒，功能清热泻火，生津润燥。诸药共用，以清热养阴生津。

肺恶性肿瘤兼见纳食少、乏力、气短者，可配伍黄芪、党参、白术。黄芪素以"补气诸药之最"著称，是最常用的中药材之一，已有2000多年的药用历史，为豆科植物蒙古黄芪或膜荚黄芪的干燥根，性微温，味甘，归肺、脾二经，有补气固表、止汗脱毒、生肌、利尿、退肿之功效，用于治疗气虚乏力、中气下陷、久泻脱肛、便血崩漏、表虚自汗、痈疽难溃、久溃不敛、血虚萎黄、内热消渴等。党参归脾、肺经，味甘，性平，功能补中益气，健脾益肺。白术归脾、胃经，味苦、甘，性温，功能健脾益气，燥湿利水，止汗，安胎。诸药合用，益气健脾，扶正抗癌。

肺恶性肿瘤清热解毒常用白花蛇舌草、半边莲、半枝莲、龙葵、凤尾草、蒲公英、野菊花、金荞麦、蝉蜕、黄芩、苦参、鱼腥草等；化痰散结常用瓜蒌、贝母、天南星、半夏、杏仁、百部、牡蛎、桔梗、海藻等；活血化瘀常用桃仁、红花、川芎、三棱、莪术、鬼见羽、威灵仙、紫草、延胡索、郁金、三七、虎杖、丹参等；攻逐水饮常用猪苓、泽泻、防己、葶苈子等；养阴润肺常用南沙参、北沙参、天花粉、生地黄、玄参、知母、百合、麦冬等。

第四节　核心方药

核心药物有 11 味，分别是猫爪草、半枝莲、半边莲、白术、黄芪、土茯苓、党参、人参、刺五加、鱼腥草、茯苓。黄芪、白术、党参、人参健脾益气，培土生金；刺五加益气健脾的同时入肾经，补肾安神；土茯苓、鱼腥草、猫爪草，清热解毒，消肿散结；半枝莲、半边莲清热解毒，抗癌止痛。

核心处方体现了新安医家固本培元、扶正抗癌的治疗原则，通过温养气血、培补脾肾元气，激发人体生命的原动力，抵御外邪，增强抵抗力。近年来相关研究发现，黄芪和白术都明确具有抗肿瘤功效。目前广泛认为黄芪的抗癌机制为直接抗肿瘤作用与宿主免疫应答的激活。研究发现黄芪多糖以剂量依赖性的方式激活巨噬细胞释放 NO、肿瘤坏死因子 -α（TNF-α），并通过增加 Bax/Bcl-2 比例来诱导乳腺癌肿瘤细胞凋亡。在调节机体免疫平衡上，黄芪多糖不仅能通过 CXCR4/CXCL12 靶向抑制 Treg 细胞募集至肿瘤微环境，还可上调 IFN-γ、IL-4 的水平以促进 Th1 分化过程，从而抑制肝细胞癌逃避免疫监视。此外，小鼠体内实验还发现黄芪多糖可下调 MDR1mRNA 和 P-GP，提高化疗药物敏感性，从而减少多药耐药的发生。白术提取物具有抗肿瘤活性，可以通过线粒体途径加速肿瘤细胞的凋亡。半枝莲中含有黄酮类成分、多糖类成分、二萜类成分等主要抗肿瘤作用成分，其作用机制主要包括抑制肿瘤细胞增殖、侵袭、转移与分化，诱导肿瘤细胞自噬和凋亡，调节机体免疫功能，抗肿瘤血管生成等；所涉及的通路主要包括 Hedgehog 信号通路、STAT3 信号通路、Wnt/β-catenin 信号通路、Notch1 信号通路、PI3K/Akt 信号通路、c-Met 信号通路等。同时，现代研究发现，半边莲生物碱对 U266 细胞有明显的抑制作用，且呈现浓度依赖效应。其作用机制可能是半边莲通过提高癌细胞胞内游离钙离子浓度而诱导癌细胞凋亡。木犀草素是半边莲黄酮类成分中主要有效成分之一，研究发现木犀草素对肿瘤细胞具有体外抗增殖作用，低浓度（5～10μmol/L）的木犀草素在不同的肿瘤细胞中对抗肿瘤药的增敏作用强度不同，在 Hela 细胞中增敏作用最显著。研究也发现木犀草素能显著诱导人非小细胞肺癌细胞 A549 细胞凋亡和细胞周期阻滞，其作用机制可能是通过上调 JNK 磷酸化，继而激活线粒体凋亡途径，同时抑制 NF-κB 入核，使其不能发挥转录活性。

在症状 - 中药关联性研究中，我们发现肺恶性肿瘤常用的随症加减组合形式。

清热解毒常用白花蛇舌草、半边莲、半枝莲、龙葵、凤尾草、蒲公英、野菊花、金荞麦、蝉蜕、黄芩、苦参、鱼腥草等。

化痰散结常用瓜蒌、贝母、天南星、半夏、杏仁、百部、牡蛎、桔梗、海藻等。

活血化瘀常用桃仁、红花、川芎、三棱、莪术、鬼箭羽、威灵仙、紫草、延胡索、郁金、三七、虎杖、丹参等。

攻逐水饮常用猪苓、泽泻、防己、葶苈子等。

养阴润肺常用南沙参、北沙参、天花粉、生地黄、玄参、知母、百合、麦冬等。

（杨哲整理编写）

第五章　慢性胃炎诊疗

第一节　辨治方法

慢性胃炎是幽门螺杆菌感染、胆汁反流、免疫力下降、变态反应等多种病因导致的胃黏膜慢性炎症性疾病，表现为胃脘部疼痛、痞闷、嗳气、反酸、嘈杂、恶心、呕吐等症状，往往迁延不愈、反复发作、时轻时重，现代人们多不重视胃脘不适，往往等到胃脘疼痛，才匆匆就医。传统医学认为，胃为仓廪之官，位属中焦，既为水谷汇聚之所，上为贲门，承于食管，下端为幽门，启于小肠，又为三焦气机升降之枢机，易受邪气而发病。

慢性胃炎在中医属于"胃脘痛"范畴。诸多医家对胃痛中医病因病机有自己的认识，不尽相同。古典医籍中对本病的论述始见于《内经》。如《素问·六元正纪大论》谓："木郁之发，民病胃脘当心而痛，上支两胁，膈咽不痛，食饮不下。"《素问·至真要大论》也说："厥阴司天，风淫所胜，民病胃脘当心而痛。"说明胃痛与木气偏胜，肝胃失和有关。《素问·举痛论》还阐发了寒邪入侵，引起气血壅滞不通而作胃痛的机制。《伤寒论·辨厥阴病脉证并治》曰："厥阴之为病，消渴，气上撞心，心中疼热，饥而不欲食，食则吐蛔，下之，利不止。"其中的"心中疼"，即是胃痛，此为后世辨治寒热错杂胃痛提供了有益的借鉴。后世医家因《内经》胃脘当心而痛一语，往往将心痛与胃痛混为一谈，如《千金要方·卷十三·心腹痛》中有九种心痛，分别是虫心痛、注心痛、风心痛、悸心痛、食心痛、饮心痛、冷心痛、热心痛、去来心痛。这里所说的心痛，实际上多指胃痛而言。《济生方·腹痛门》对胃痛的病因作了较全面的论述：九种心痛"名虽不同，而其所致皆因外感，内沮七情，或饮啖生冷果实之类，使邪气搏于正气，邪正交击，气道闭塞，郁于中焦，遂成心痛。"《兰室秘藏·卷二》立"胃脘痛"一门，论其病机，则多系饮食劳倦而致脾胃之虚，又为寒邪所伤导致。论其治法，大旨不外益气、温中、理气、和胃等。《丹溪心法·心脾痛》谓："大凡心膈之痛，须分新久，若明知身受寒气、口吃冷物而得病者，于初得之时，当与温散或温利之药；若病之稍久则成郁，久郁则蒸热，热久必生火。"胃痛亦有属热之说，至丹溪而畅明。

李济仁教授认为胃痛临床当以虚实、寒热辨治。其基本病机为本虚标实。慢性胃炎中医病位在脾胃，以脾胃亏虚为本，与脾、胃、肝三脏关系密切，过食生冷、情志刺激、饥饱失常等病因多在早期引起实证表现，病程日久转为虚证或虚实夹杂，早期"实"的表现是胃病之标，后期"虚"的表现是胃病之本，因此脾胃亏虚是慢性胃炎的根本原因，并与气机受损、纳运障碍关系密切。

慢性胃炎由饮食、外邪、劳倦、七情、先天禀赋不足等因素所致，发病和病情变化又与地区、性别、年龄、体质、遗传、幽门螺杆菌感染、病程长短等因素相关，病性以气虚、阳虚、气滞、寒、热、痰湿、血瘀为主。慢性胃炎病程相对较长，迁延日久，耗伤正气，临床症状除虚实外无非向寒热两方面发展。

"寒、热"是中医辨证"八纲"中的两纲，"寒者热之、热者寒之"是《黄帝内经》记载的中医基本治疗原则，寒热温凉是《神农本草经》记载的中药基本药性，因此，从寒、热证切入，研究证候机制与临床价值具有较强的代表性。中医学认为，"阳虚则外寒""阴虚则内热""阴盛则寒""阳盛则热"，寒、热较突出地反映了疾病过程中机体阴阳偏盛偏衰、病邪属阴属阳的基本性质。肝气郁滞，气滞血瘀，肝气犯胃，脾升胃降失调，郁而化热，又兼木盛乘土，脾气运化失常，痰湿留滞中焦，气虚生阴火，而现痰湿热瘀胶着之象，表现除胃脘部疼痛、痞闷、嗳气、反酸、嘈杂、恶心、呕吐等症外，尚有口苦口干、舌苔黄腻、大便干或者大便黏腻而臭秽等里热之象。脾胃既弱，运化失常，脾之阳气不能温煦诸脏，加之脾不运化水湿，则转化为寒湿之征，故而临床除上述主症外，还可出现口甜而不喜饮、舌体嫩、苔润或腻、大便稀等里寒之象。因此，总体可将慢性胃炎归纳为两种类证进行论治，分别对应给予不同方剂，临证施方，每多奏效。

热证类慢性胃炎往往表现为标实本虚，标实多为气滞、湿热、血瘀，本虚为气虚、阴虚。或情志不畅，伤及肝气，横逆犯胃，而致肝胃气滞，郁而化热，久而化火伤阴；或湿热蕴结脾胃，脾胃运化失常，阻遏气机；或瘀血阻滞胃络，血行不畅，气滞不行，气滞血瘀夹杂，郁而化热；热邪伤阴，胃阴亏损，虚热扰动。上述诸因，除表现为胃脘部疼痛、痞闷、嗳气、反酸、嘈杂、恶心、呕吐等症外，还可表现出口苦口干、舌苔黄腻、大便干或者大便黏腻而臭秽等里热之象。

寒证类多为本虚，主要表现为脾气（阳）虚，病理性质主要以"虚"为主。长期饮食、作息、药物不当易损脾气，脾运化水谷和水湿能力下降，胃受纳腐熟功能失调，水谷不化，停滞中脘，易出现胃脘痞塞、胀满作痛、纳食不馨；脾为后天之本，气血生化之源，提供生命活动所必需的能量，若脾气亏虚，不能转化水谷精微充养四肢百骸，易出现神疲乏力、四肢倦怠、形体消瘦。李杲在《兰室秘藏》中言："多食寒凉，及脾胃久虚之人，胃中寒则胀满。"寒入中焦，脾胃受损，或久病迁延，脾胃功能受损，故脾胃病多由中焦虚寒所致。李济仁教授认为，脾气虚弱，失于运化；或寒气伤及脾阳，甚则寒气益甚，伤及肾阳，脾阳虚衰或脾肾阳虚可以大便情况为其特征性表现，临床上可表现为大便溏，软或量多，或泻。

第二节　诊疗原则

李济仁教授认为胃系疾病以胃气失和、寒热失宜为病本；痰湿、湿热、瘀血为病标。治疗以理气和胃、寒热平调为基本治法，辅之燥湿化痰、清利湿热、活血化瘀以治标。

一、平调寒热

中医辨寒热时，最常用的方法是察舌。清·章虚谷《伤寒论本旨》指出："舌苔由胃中生气所现，而胃气由心脾发生。故无病之人常有薄苔，是胃中之生气，如地上之微草也。若不毛之地，则无生气也。"清·徐大椿《舌鉴总论》指出："舌乃心苗。心属火，其色赤，心居肺内，肺属金，其色白，故当舌地淡红，舌苔微白……斯为无病之舌，乃火藏金内之象也。"《伤寒指掌·察舌辨症法》云："病之经络、脏腑、营卫、气血、表里、阴阳、寒热、虚实，毕形于舌。"

《望诊遵经·望舌望诊提纲》曰："心者生之本，形之君，至虚至灵，具众理而应万事者也。其窍开于舌，其经通于舌，故舌者心之外侯也，是以望舌可测其脏腑、经络、寒热、虚实也。"《形色外诊简摩·舌质舌苔辨》云："至于苔，乃胃气之所熏蒸，五脏皆禀气于胃，故可借以诊五脏之寒热虚实也。"舌在口腔中好像外露的内脏，人体任何气血津液的异常变化，都将通过经络的传导而反映于舌象的变化，观察舌表明的情况，可以了解疾病的阶段性病理状况。

慢性胃炎是由各种病因引起的胃黏膜慢性炎症，是内科的常见疾病之一，占内镜检查病例的 80% 左右，分为非萎缩性胃炎和萎缩性胃炎两大基本类型。随着社会发展，人们生活节奏不断加快，生活结构改变，慢性胃炎的发病率呈逐年上升的趋势，尤其以中年患者发病率最高。现代医学对慢性胃炎的发病机制尚不十分明确，目前认为与胃黏膜损害、幽门螺杆菌感染、十二指肠反流性胃炎、免疫性疾病、精神失常及先天遗传和年龄等因素有关。西医治疗上予以抗幽门螺杆菌、抑制胃酸、保护胃黏膜、对症处理等治疗，都存在一定的局限性，且多不能根治，中医辨证治疗慢性胃炎的疗效已得到广泛的临床证实。中医治疗主要是调节阴阳，故有必要弄清慢性胃炎寒热证各亚型的特征。

李济仁教授与清华大学李梢教授团队合作，对慢性胃炎寒热证型的舌苔进行了研究，分别从热证典型的黄苔和寒证典型的白苔中发现"冷微生物群"和"热微生物群"，并且构建了舌苔微生物群与寒热证候之间的网络关系。这既符合中医辨证理论，又符合中医系统理论。于是构建了基于 NEI 网络相互作用的中医寒证、热证网络模型，进一步对 21 种"但寒不热"的疾病（寒证相关疾病）和 38 种"但热不寒"的疾病（热证相关疾病），从在线《人类孟德尔遗传》（OMIM）数据库调查其基因分布，并基于 NEI 网络进行拓扑结构分析统计显著性检验，发现寒证相关疾病与热证相关疾病在细胞因子通路（Pathway）上具有显著性差异，从"异病同证、同病异证"的角度佐证了寒证、热证的以上网络模式，也为李济仁教授慢性胃炎寒热辨治及平调寒热法提供了有力的科学依据。

李济仁教授提出的平调寒热疗法立足中医的阴阳理论、脏腑相关理论，通过审查患者的症状和体征，重点调节脏腑经络气血的阴阳平衡，其中寒热属性是诊疗过程中最重要的辨证内容。该方法最初应用于辨治风湿痹病，但基于脾胃肠病的临床表现形式复杂，李济仁教授认为诊疗脾胃肠病时，也可以从辨治脾胃经络气血寒热性质出发，根据脏腑相关理论进行整体调理，即治疗脾胃类疾病时，先分寒热，再论气血。根据寒热不同，寒者热之，热者寒之。脾胃疾病以平调寒热为要，重在形成气血阴阳的平衡。

二、健脾和胃，固本扶正

脾胃为后天之本，脾主运化、升清，胃主受纳、下行，脾胃失和，气机逆乱，则脾虚下陷，胃气上逆，脾胃亏虚，则气血生化无源，正气羸弱，无以抗邪，百病丛生。正如《黄帝内经》中所说："四时百病，胃气为本"，"有胃气则生，无胃气则死"。脾、胃居中焦，为"后天之本""水谷之海""气血生化之源""脏腑经络之根"，五脏的功能活动，气血津液的正常化生，皆依赖于脾胃运化的水谷精微作为物质基础，气血生化源源不断，是积极治疗的基础，也为治疗提供良好的时机，以及药物摄入的有效途径，故当时时顾护。《脾胃论》讲："脾胃弱则百病即生，脾胃足则外邪皆息。"胃痛是因虚而得病，因虚而致实，虚是病之本，实为病之标。脾胃虚弱为本，气滞、血瘀、痰湿为标，其发病是在"正虚"的基础上导致脾胃功能失调、寒热失调，最终形成"痰、瘀"等病理产物。李老认为不仅要关注慢性胃炎患者是否有气滞、血瘀、痰湿等病理产物，更要注重这些病理产物背后形成的原因。李老临床常用大抽芪、炒白术、潞党参、绞股蓝等益气健脾，当归、制黄精、熟地黄、阿胶等养血益髓之药，百合、石斛、沙参、墨旱莲、女贞子、制鳖甲等生津养胃。喜用木香、甘松、乌药、佛手等理气和胃，生炒薏苡仁、法半夏、浙贝母、玉米须、车前草等祛痰化湿，使脾胃和睦，寒热有序。

三、情绪养生，食疗养胃

现代人生活压力大，生活节奏快，由于饮食不调、情志刺激等多致慢性胃炎。胃为"水谷之海"，与饮食关系密切。食疗及饮食宜忌对于胃痛治疗具有重要作用。李济仁教授认为，慢性胃炎患者饮食宜于软烂，以顾护脾胃。忌坚硬、生冷及酒、咖啡、浓茶等刺激性食物和饮料。忌过甜、过咸及过辣食品，以保护脾胃。忌洋葱、黑大豆、汽水等产气性食物，以免加重病情。如若胃痛突出，畏寒喜暖，得热痛减，遇寒加重，喜饮热饮，舌苔薄白，脉象弦紧者，宜温热性食物及热食，以利散寒止痛，忌生冷水果及寒性食物，以免加重病情，可食生姜、肉桂、茴香、荜茇、花椒、红糖、砂仁、白豆蔻、韭菜等。如若胃脘胀满疼痛，时易嗳气，大便不畅，胃痛易因情志变化诱发或加重，舌苔薄白，脉弦者，不宜过酸、过甜及产气类食物，以免壅滞气机，加重病情，可食用陈皮、木香、白梅花、玫瑰花、砂仁、紫苏叶、佛手、薤白等，以疏肝理气，和胃止痛。如若胃脘灼痛，烦躁易怒，口干口苦，大便干结，舌红苔黄，脉象弦数者，宜食寒性食物，以利清泄里热，不宜热性食物及烈酒，以免助生内热，加重病情，常食用大白菜、马齿苋、苦瓜、黄瓜、甘蔗、粟米、绿豆芽、茶叶等清胃泄热，和胁止痛。如若胃痛明显，痛如针刺，痛位固定，按则痛甚，或吐血便血，舌质紫暗，脉象细涩者，可食用山楂、桃仁、红糖、藕、陈皮、玫瑰花、砂仁、木香等，以活血化瘀，通络止痛。

第三节　用药特点

分析李济仁教授治疗慢性胃炎疾病草药的四气、五味和归经。从五味看，这些药物以味辛、甘者居多，其次是味酸者，最少的是味苦、味咸的中药；从四气看，以性寒、温的药物居多，其次为性平的药物，性热、凉的药物最少。从归经看，以入胃、脾、肝经的中药居多，其次是入心、肾经者，入大肠、小肠、胆、心包、膀胱、三焦经者较少。

通过分析草药之间的协同性发现，李济仁教授治疗慢性胃炎临床常用的中药组合可分为以下几类。

沉香、姜半夏、海螵蛸、代赭石：多用于胃反、呕吐、泛酸、胁痛患者。沉香归脾、胃、肾经，味辛、苦，性微温，行气止痛、温中止呕；姜半夏归脾、胃、肺经，味辛，性温，有毒，和胃降逆止呕；海螵蛸归脾、肾经，味咸、涩，性温，制酸止痛；代赭石入肝、胃、心胞经，味苦甘，性平，质重沉降。诸药合用，能有效改善患者恶心、呕吐、泛酸等症。

在慢性胃炎疾病的发展过程中，脾胃虚弱与气滞血瘀常常互为因果，交错出现，贯穿于整个疾病的始终，以煅瓦楞制酸，意在通过胃酸分泌的减少，给机体造成一种刺激，促进机体本身的代偿作用，并在健脾养胃的基础上逐渐增加胃酸的分泌。若单纯依靠外源性补充增加胃酸，其结果将更加抑制胃自身酸液的分泌，造成分泌腺进一步萎缩，无益于治病。故慢性胃炎用煅瓦楞，乃治病求本之反佐法。现代药理学研究结果显示，半夏对应激性溃疡有轻微的抑制作用，该作用与其能显著抑制胃液分泌和抑制胃液酸变有关。半夏对家兔有促进胆汁分泌的作用，能显著增强肠道的输送能力。

酸枣仁、首乌藤、忘忧草、薏苡仁：适用于脾虚兼见不寐的患者，此组合有"半夏秫米汤"之义。《内经》曰："胃不和则卧不安。"薏苡仁归脾、胃、肺经，味甘、淡，性凉，健脾益气；酸枣仁甘、酸，平，入心、脾、肝、胆经，养心安神，益阴敛汗；首乌藤归心、肝经，味甘，性平，养血安神，祛风通络；忘忧草入心、脾经，味甘，性凉，利水、凉血。诸药共奏益气健脾、养心安神之功效。

黄芪、党参、木香、佛手、香附、乌药：补气健脾、理气和胃，适用于胃虚气滞患者。以黄芪、党参大补中焦之气，木香、佛手理气和胃，香附、乌药疏肝理气。

党参、当归、佛手、香附、乌药、炙甘草：较平和，适用于病久体虚、胃络不和而见神疲、纳呆、腹胀或腹痛隐隐之患者。叶天士谓"初病在经，久病入络""经主气，络主血"，以党参、当归平补气血、理气活络，佛手理气消食，香附、乌药疏肝理气，炙甘草护中和胃。

第四节　核心方药

李济仁先生常用核心药物有 16 味，分别是黄芪、炒白术、茯苓、木香、瓦楞子、姜半夏、竹茹、预知子（八月札）、佛手、香附、蒲公英、金钱草、沉香、乌药、延胡索、全蝎。治疗以理气和胃、寒热平调为基本治法，辅之以燥湿化痰、清利湿热、活血化瘀治标。常用的前 10 味中药为炒白术、茯苓、蒲公英、乌药、木香、佛手、瓦楞子、香附、金钱草、全蝎，以补虚、理气、清热利湿为主，旨在健脾理气、疏肝利胆、清热制酸。

黄芪首载于《神农本草经》，味甘、微温，善能补虚，被誉为"补气第一要药"；《本草正义》记载："黄芪，补益中土，温养脾胃。"具有补气健脾、升阳举陷之功。炒白术，味甘、苦，性温，功能益气健脾、燥湿利水、止汗、安胎，《本草通玄》曰："故不能食者，食停滞者，有痞积者，皆用之也。"茯苓，味甘、淡，性平，功能利水渗湿、健脾、宁心，常与白术配伍使用。木香，味辛、苦，性温，善行气止痛，健脾消食，《本草求真》赞其为"三焦宣滞要剂"。瓦楞子，味咸性平，功能消痰软坚、化瘀散结、制酸止痛。姜半夏，味辛性温，功能燥湿化痰、降逆止呕、消痞散结，为止呕要药。竹茹，味甘，性微寒，功能清热化痰、除烦止呕。预知子，味甘性寒，功能疏肝和胃、活血止痛、除烦利尿。佛手，味辛、苦，性温，功能疏肝解郁、理气和中、燥湿化痰。香附，味辛、微苦、微甘，功能疏肝解郁、调经止痛、理气调中。蒲公英，味苦、甘，性寒，功能清热解毒、消肿散结、利湿通淋。金钱草，味甘、咸，性微寒，功能利湿退黄、利尿通淋、解毒消肿。沉香，味辛、苦，性微温，功能行气止痛、温中止呕、纳气平喘。乌药，味辛性温，功能行气止痛、温肾散寒。延胡索，味辛、苦，性温，功能活血、行气、止痛，《本草纲目》曰："延胡索活血化气，第一品药也。"全蝎，味辛性平，功能息风镇痉、攻毒散结、通络止痛，此为虫类搜剔之品，常用于久病入络、瘀血征象明显之患者。此16味药联系紧密，具有攻补兼施、寒热并用、升降相因、润燥相济等配伍特点，组成李济仁教授治疗慢性胃炎疾病的核心处方，与其临床用药经验具有一致性。

在症状 - 中药关联性研究中，我们发现李济仁先生治疗慢性胃炎常用的随症加减组合形式。

对于久病气血不足的患者可配伍使用合欢花加延胡索、酸枣仁、玳瑁。合欢花、延胡索疏肝理气活血，酸枣仁滋阴养肝，玳瑁清心平肝，镇静安神。

对于多梦、失眠的患者可配伍使用娑罗子加预知子（八月札）、陈皮、紫苏、九香虫。娑罗子宽中理气、杀虫、散寒止痛，预知子疏肝理气、活血止痛，陈皮、紫苏行气宽中和胃，九香虫理气止痛、温中助阳。这组药均能理气止痛，且药性寒温搭配，性质平和。

对于腹胀明显的患者可配伍使用太子参加鸡内金、竹茹、沉香。太子参补气益脾、养阴生津，鸡内金健胃消食，竹茹清热化痰、降逆止呕，沉香温中降逆、纳气平喘。

对于胃气阴不足，有纳差、嗳气表现的患者可配伍使用预知子（八月札）加木莲果、陈皮、三七。三七止痛作用强，木莲果可养阴和胃通便，配合预知子、陈皮，适合用于腹部胀痛、大便欠畅的患者。

（纪超凡整理编写）

第六章 验案评析

第一节 类风湿关节炎验案评析

一、类风湿关节炎久患案

王某，男，50 岁。2020 年 8 月 27 日初诊。

主诉：确诊类风湿关节炎 14 年余。

现病史：患者 14 年前无明显诱因出现周身关节红、肿、痛，去当地医院就诊，行相关检查，诊断为类风湿关节炎。既往规律服用甲氨蝶呤片、来氟米特，后发现肝肾异常、关节行走受限，已停服该药。

刻下：肝功能异常，规律服用保肝药和甲泼尼龙。左下肢疼痛，行走受限，需借助右下肢方可行走。双手指小关节均变形，晨僵，压痛（+）。平素情绪急躁、怕热、易汗出、乏力、疲劳、大便偏干难解，饮食、睡眠尚可。望诊示：舌红胖，苔薄白。切诊示：脉弦细。

西医诊断：类风湿关节炎。

中医诊断：风湿痹病。

辨证：风湿热郁证。

治法：清热利湿，通络止痛。

处方：蜈蚣 2 条，当归 15g，乌梢蛇 15g，鸡血藤 15g，苦参 9g，活血藤 15g，青风藤 9g，蒲公英 25g，雷公藤 10g，炙黄芪 30g，萆薢 10g，生黄柏 9g，土茯苓 30g，川牛膝 15g，怀牛膝 15g，秦艽 15g，土鳖虫 12g，水蛭

8g，白重楼 15g，地龙 15g。20 贴。

二诊：2020 年 9 月 20 日。病史同前，服药后各关节肿痛减轻，双手指小关节压痛（＋），但较前减轻，晨僵较前有所好转。畏寒、乏力、大便好转。舌红胖，苔薄白，脉弦细。效不更方，续服 15 剂。

三诊：2020 年 10 月 25 日。药后关节肿痛明显减轻，行走较稳，无晨僵，双手指小关节压痛（－），病情逐渐缓解，正气恢复，痹闭已获宣通。

继续服药，半年后随访，病情稳定。

【按语】

痹病，也称风湿病，是人体正气不足或脏腑功能失调，风、寒、湿、热等邪为患，痰浊瘀血留滞，引起经脉气血不通不荣，出现以肢体关节疼痛、重着、麻木、肿胀、屈伸不利等，甚则关节变形、肢体痿废或累及脏腑为特征的一类疾病的总称。本病始见于《内经》，在《素问·痹论》中提出："风寒湿三气杂至，合而为痹也。"李老虽已耄耋之年，对于古代医家经典却能熟诵如流，临证时常告诫弟子：中医的学习，经典必须细读，并且要牢记于心。根据李老对热痹的理论研究，明确指出热痹之名首见于《素问·四时刺逆从论》"厥阴有余病阴痹，不足病生热痹"。王肯堂在《证治准绳·痹》中指出，热痹乃"脏腑移热，复遇外邪，客转经络，留而不行。"清代尤怡有言："热痹者，闭热于内也……所谓阳遭阴者，脏腑经络先有蓄热，而复遇风寒湿气客之，热为寒郁，气不得通，久之寒亦化热，则痛痹，熇然而闷也。"叶天士在其《临证指南医案》中指出热痹的病理演变过程，"初病湿热在经，久则瘀热入络"，并明确指出寒湿与湿热的不同："从来痹证，每以风寒湿三气杂感主治。召恙之不同，由于暑暍外加之湿热，水谷内蕴之湿热。外来之邪，着于经络，内受之邪，着于腑络。"

痹病的发病率逐年攀升，在我国的发病率 0.2%～0.37%。李老根据多年的临床观察认为，痹病除以上致病因素外，其发病机制与脾虚外湿易侵、血虚外风易感、阳虚外寒易入、阴虚外热易犯、正虚外邪易干有关。也即邪气的侵入只是疾病发生发展的外部条件，正气虚弱才是本病发生演化的根本原因。《素问·刺法论》说："正气存内，邪不可干。"所谓"正气"是指人体的抗病、防御、调节、适应、修复能力，相当于西医的免疫功能，这些能力以人的精、气、血、津液等物质及脏腑经络组织的功能活动为基础。如《素问·上古天真论》说："精神内守，病安从来。"李老认为，若机体正气不足，包括先天禀赋不足、后天失养、久病体虚、劳逸过度、年老体弱、饮食失调、房劳过度等，导致人体精、气、血、津液等物质不足及脏腑经络组织功能失调，则机体气血亏虚，营卫不和，脏腑虚衰，阴阳失调，风、寒、湿、热等邪乘虚为患，致经脉气血不通，而发为痹病。既病之后，又无力驱邪外出，以致外邪流连不去，病程缠绵，日久不愈，则正虚痰瘀，相互为患，交缠难解。《灵枢·百病始生》曰："风雨寒热不得虚，邪不能独伤人。卒然逢疾风暴雨而不病者，盖无虚，故邪不能独伤人。""此必因虚邪之风，与其身形，两虚相得，乃客其形。"正气不足是疾病发生的内在因素，邪气是疾病发生的外在原因。外因通过内因起作用，若正气不足则外邪易干。从本案患者的发病过程、临床表现、治疗经过、舌象及脉象等综合判断，系因禀赋不足，劳逸失度，正气不足而致湿热之邪内侵，阻于经脉，阻遏气机，流注骨节，故治以清热利湿通络，益气活血止痛。方中予"益肾活血清络方"清热除湿，通络开痹，并重用黄芪甘温以补无形之气、有形之血，气为血之帅，气足则引血滋润骨节；土茯苓入络，不仅利湿，而且通络，并且善搜剔湿热之蕴毒；雷公藤祛风除湿、消肿止痛、通经活络，对关节周围组织疼痛，尤其是肌肉疼痛，疗效较好；雷公藤内酯醇作为雷公藤的提取物被证实对炎症具有抑制作用，同时，可以诱导抑炎因子 IL-37 上调，减少中性粒细胞募集和炎症因子 IL-6、TNF-α 的表达，抑制中性粒细胞中促炎因子的表达和其在体外的迁移，促进中性粒细胞凋亡。川蜈蚣性善走窜，通达内外，功能息风止痉，攻毒散结，通络止痛，常用于风湿顽痹。李老治疗痹证喜用藤类药，《本草便读》云："凡藤蔓之属，皆可通经入络。"李老常言，藤类药既能祛除络脉病邪，又能走行通利，引诸药直达病所。加当归、鸡血藤、活血藤以加强养血活血、祛风通络之功。全方共奏清热利湿通络、益气活血止痛之效，正合该案病机，疗效满意。

二、类风湿关节炎疼痛反复案

花某，男，61 岁。2020 年 6 月 18 日初诊。

主诉：四肢关节疼痛 2 年，加重 2 个月。

现病史：患者 2017 年 11 月无明显诱因下出现双膝关节疼痛，疼痛为持续性酸痛，偶有刺痛，屈曲时疼痛加重，下蹲困难，予以布洛芬等止痛后可好转，就诊于我院康复科行理疗后好转出院。2个月前患者再次出现双膝关节疼痛，累及双手双足，晨起肿胀，握拳困难，间断予以布洛芬、芬必得口服后效果不佳，同时出现左大腿外侧和前胸部皮疹，伴右手近端指间关节肿痛。2018年1月20日血沉示：红细胞沉降率：83.0mm/h，C反应蛋白：47.49mg/L；2018年1月18日右手MRI，考虑炎性病变所致可能。

刻下：患者双膝、双足关节肿胀疼痛，饮食、睡眠尚可，二便基本正常。舌淡红，苔白腻，脉缓。

西医诊断：类风湿关节炎。

中医诊断：风湿痹病。

辨证：风寒痹阻证。

治法：祛风散寒，活血通络。

处方：蜈蚣1条，当归15g，乌梢蛇10g，鸡血藤15g，苦参9g，活血藤15g，青风藤9g，蒲公英25g，炙黄芪30g，萆薢10g，生黄柏9g，木瓜15g，川牛膝20g，全蝎6g，炒薏苡仁20g，生薏苡仁20g，砂仁8g。15贴。

二诊：2020年7月5日。药后诸症稳定，双膝关节疼痛明显减轻。仍感刺痛，屈曲时疼痛加重，下蹲困难。晨起肿胀较前减轻。舌淡红，苔白腻，脉缓。6月18日方加伸筋草15g。15贴。

三诊：2020年7月30日。药后诸症好转，阴雨天关节疼痛有所反复，双手晨僵，握拳困难。7月5日方加雷公藤12g，续方20贴。

四诊：2020年8月15日。诸症好转，晨僵减轻，握拳较前好转。复查类风湿因子、血沉及C反应蛋白等相关指标皆未见明显异常。续服14贴以巩固疗效。

【按语】

类风湿关节炎是一种常见的急性或慢性结缔组织炎症。通常所说的风湿性关节炎是风湿热的主要表现之一，临床以关节和肌肉游走性疼痛、酸楚、红肿为特征。与A组乙型溶血性链球菌感染有关，寒冷、潮湿等因素可诱发本病。下肢大关节如膝关节、踝关节最常受累。类风湿关节炎属中医学痹证范畴，常因人体正气虚衰，风、寒、湿、热之邪侵袭人体，导致经络、关节闭阻不通，出现疼痛、肿胀、麻木、痿楚等一系列症状。《黄帝内经》认为痹证是人体感受风寒湿邪而致的身痛或身重、关节疼痛,屈伸不利。《中藏经》言:"痹者,闭也。"三痹者,风气甚者为行痹,湿气胜者为着痹,寒气胜者为痛痹。《说文解字》言:"痹,湿病也。"自古以来,"痹"就很受重视,《内经》有专章《素问·痹论》讨论这个问题。"所谓痹者,各以其时,重感于风寒湿之气也。"痹病的形成非单一之因,其临床表现为多部位多个症状的综合。"痹或痛或不痛,或不仁,或寒或热,或燥或湿,其何故也?岐伯曰:痛者,寒气多也,有寒故痛也。其不痛不仁者,病久入深,荣卫之行涩,经络时疏,故不通。皮肤不营,故为不仁。其寒者,阳气少,阴气多,与病相益,故寒也。"李老把握论断关键的同时,亦对其成因及部位的错综之态有所倚重。

本例患者,李老以其持续性酸痛为特点,用藤类药物以达其肢。青风藤、海风藤作为常用药对,二者均可以祛风湿、通经络,治疗风湿痹痛。但二者又有差异,前者镇痛之功著,后者善治络中之风。据现代药理学研究,海风藤主要通过影响炎症、细胞受体相互作用、破骨细胞分化、雌激素信号通路、神经营养因子等通路而发挥治疗类风湿关节炎作用。海风藤对过氧化氢诱导的 HUVECs 氧化应激损伤有保护作用,其机制可能与调节 SOD、MDA、ET-1、NO、IL-6、IL-8 氧化应激及炎症相关因子有关。鸡血藤通络舒筋,活血补血,专通络中之血;活血藤祛风活络,散瘀消痛,以除关节之肿胀。久病必伤其正,李老喜用大剂量黄芪扶正护本,治疗久痹尤为适宜。据现代药理学研究,黄芪可以通过调节 TNF、IL-1 等炎症因子抗炎以改善类风湿关节炎。土茯苓亦能入络,不仅利湿,而且通络,搜剔湿热之蕴毒,依证型而定其用量,有时可达 200g,亦无不良反应。明代李时珍注解:"唯土茯苓气平味苦而淡,为阳明本药,能健脾胃,去风湿。脾胃健则营卫从,风湿去则筋骨利,故诸证多愈。此亦得古人未言之妙也。"苦参有清热燥湿、祛风解毒之功,疗肌痹堪取良效。苦参碱的衍生物 M19 对 CIA 大鼠关节炎症有抑制作用,能够减少炎症细胞浸润和滑膜细胞增生,达到缓解和抑制关节炎疾病进展的目的。李老之所以用蜈蚣 1 条,是因为患者晨僵明显,蜈蚣对于僵挛肿痛功效颇佳。木瓜归肝、脾经,化湿和胃、舒筋止痛,常用于湿痹拘挛。《名医别录》载:"木瓜,主湿痹邪气,霍乱大吐下,转筋不止。"患者日久不愈,病情反复,李老又加雷公藤以止痛,雷公藤内酯醇在不同浓度时对 RA 患者 PBMC 增殖及 B 细胞的增殖具有双向调节作用。加乌梢蛇祛风,取其走窜之性，引诸药至病所，自脏腑而达皮毛。李老认为："祛风湿药往往易伤及脾胃，对于患者的饮食、二便、睡眠情况也丝毫不能怠慢，可加用生炒薏苡仁、砂仁等药以理气健脾。"现代药理学研究发现，薏苡仁内酯是薏苡仁的有效成分之一，其对中枢神经系统有着镇静、镇痛、降温及解热的作用，另外还有降血压、抗菌等功效，应为薏苡仁起抗炎症作用的主要成分之一。全方既祛风散寒，活血止痛，又健脾通络，故收效颇佳。

三、类风湿关节炎西医治疗不佳案

陈某，女，63 岁。2015 年 3 月 26 日初诊。

主诉：周身关节游走性疼痛 20 余年。

现病史：患者自诉 20 余年前无明显诱因下出现周身关节游走性疼痛，加重 4 ～ 5 年。3 年前于我院风湿科诊治，明确诊为"类风湿关节炎"。具体用药情况不详。患者症状未改善，寻求中医治疗。

刻下：偶有晨僵，右膝疼痛。饮食一般，睡眠一般，小便正常，大便 2 ～ 3 次 1 天，质正常。舌质红，苔白腻，舌中苔薄，脉弦偏洪。

西医诊断：类风湿关节炎。

中医诊断：痹病。

辨证：行痹（痰瘀痹阻证）。

治法：益肾清络，化瘀止痛。

处方：苦参 9g，青风藤 9g，蔓荆子 10g，知母 10g，萆薢 10g，生黄柏 9g，细生地 30g，炙黄芪 30g，老鹳草 30g，当归 15g，活血藤 15g，鸡血藤 15g，乌梢蛇 10g，蒲公英 25g，川蜈蚣 1 条，雷公藤（先煎）10g，制延胡索 30g，土茯苓 20g，淡全蝎 8g，扦扦活 15g，鹿衔草 30g。

二诊：2015 年 4 月 9 日。复诊，病史同前。服药后患者诉周身关节仍有疼痛，偶有晨僵，双手指关节感麻木刺痛，双膝关节游走性疼痛酸胀，食欲欠佳，睡眠一般，二便调。舌质红，苔黄腻，脉弦偏数。上方中去鹿衔草，加羌活、独活各 10g，防风 9g，防己 9g，生炒薏仁各 20g，石斛 20g，共 14 贴。

三诊：2015 年 4 月 23 日。服药后双手指间关节疼痛酸胀，但较前明显减轻，右膝关节未见明显疼痛，余无特殊不适。2015 年 4 月 9 日本院查血：

ESR 63，类风湿因子 163.9U/mL，C 反应蛋白 64.8mg/L。续方 14 贴。

四诊：2015 年 5 月 18 日。双手指间关节疼痛明显减轻，余无特殊不适。续方 20 贴，以固疗效。

【按语】

西医对于类风湿关节炎的机制研究和药物治疗多从炎症和免疫两方面入手，由于人体免疫机制仍未完全明确，而且各种免疫细胞和细胞因子之间相互作用错综复杂，使 RA 发病的免疫机制难以明了。辨证论治是中医的精华所在，只有通过精确辨证，才能把握疾病的病因、病理性质、病位及邪正关系。痹病在临床上有渐进性和反复发作性的特点，其病机变化复杂多端，主要是气血痹阻不通，筋脉关节失于濡养所致。在痹证的病因中，湿、热、痰浊、血瘀等邪既是病理产物，同时也是致病因素，在痹证的发生发展中起着重要的作用，并且影响疾病的转归和预后。林珮琴在《类证治裁·痹证论治》中指出痹久不愈"必有湿痰败血淤滞经络"，董西园在《医级·杂病》中论述痹之病因时亦明确指出："痹非三气，患在痰瘀。"痰瘀稽留肌肉、关节，痹阻脉络，故肌肉关节疼痛、痛处不移。痰瘀留于肌肤则见硬结，深入骨骼，故关节麻木、僵硬刺痛，难以屈伸。

本例患者病程较长，疼痛、麻木较显著，故治疗有别于其他痹病，尤其要重视痰瘀胶结既是本病的病因，更是本病后期的结果。认识到这一点，对深入研究痹病的病理实质、提高临床疗效有着重要的意义。方中重用黄芪以补气，促进血行以治全身麻木；鸡血藤、活血藤配伍既可活血行血，又可补血养血，舒筋活络，为李老治疗经脉不畅、络脉不和病证的常用药对，对于血虚不养筋而兼血瘀的痹病患者，二药相得益彰，补血而不滋腻，活血而不伤气；患者晨僵明显，双膝关节疼痛，屈伸不利，用羌活、独活散瘀活血，祛风活络，且独活尤善治下肢痹痛。雷公藤具有调节免疫、改善微循环、抗炎镇痛等作用，虽其毒副作用让诸多医者望而却步，但是只要在治疗时对应病情，正确煎煮，对于顽痹的治疗作用还是非常显著的；土茯苓、苦参泄浊解毒；痹病痰瘀阻滞型久病邪深，宜尽早配合虫类搜剔痰瘀之品，故用温阳祛风通络之乌梢蛇、川蜈蚣以搜风通络、破瘀逐痰；青风藤等藤枝类药物善走经络，引药直达病所，通络止痛，增强药效。对于顽痹，临床治疗最终目的是控制和预防关节破坏、功能丧失，减轻症状，提高生活质量，李济仁老师在治疗上除针对寒热外，兼以祛瘀、化痰、通络、扶正之法，深入研究，进而总结出有效的治疗方。

类风湿关节炎常以隐匿型方式起病，在数周数月内逐渐出现掌指关节、四肢小关节肿胀，以小关节为主，多为多发性肿痛或小关节对称性肿痛，晨僵，活动受限，畸形或强直，部分患者可出现皮下结节。2010ACR/EULAR《类风湿关节炎分类和诊断标准》：按照累及关节数、PF或ACPA、ESR或CRP、关节炎持续时间四项指标赋予分值，即关节受累、血清学、滑膜炎持续时间和急性时相反应物几项所得分值相加，结果大于等于6分则诊断为RA。

类风湿关节炎基本的治法是祛风与化湿。常用的祛风湿药有羌活、独活、青风藤、海风藤、五加皮、忍冬藤、秦艽、威灵仙、淫羊藿、络石藤、伸筋草、桑枝等。这类中草药很多，是功效相同的一类中药，研究发现其中大多数抗炎、镇痛作用较弱或者有不良反应，但各有各的特点和适应证，应各取所长，避其所短。其中以羌活与独活作为药对，具有抗炎、镇痛、发汗、退热作用。独活有一定肝毒性和光毒性，但较少发生。天仙藤、寻骨风、木防己有一定肾毒性。青风藤可引起过敏反应，临床如果遇到曾服用青风藤发生严重肝毒性的患者，宜谨慎使用。蛇虫类药有搜风剔络功效。可参合在复方中使用，需注意皮肤过敏反应。

四、类风湿关节炎剧烈疼痛案

周某，女，50岁。2018年5月20日初诊。

主诉：多处关节肿胀疼痛20年余。

现病史：患者20年来多处关节肿胀疼痛、变形。在外院诊断为"类风湿关节炎"，未予以重视及系统治疗。

刻下：双手指间关节疼痛、变形，伴晨僵，活动后减轻。平素畏寒、乏力，纳可眠佳，二便尚可。舌淡红，苔黄厚，脉细缓。

西医诊断：类风湿关节炎。

中医诊断：痹病。

辨证：风湿热痹证。

治法：补益肝肾，化瘀逐痰。

处方：炙黄芪 30g，炒白术 15g，制川乌 9g，制草乌 9g，当归 15g，活血藤 15g，青风藤 12g，鸡血藤 15g，银花藤 20g，雷公藤 10，乌梢蛇 15g，蜈蚣 1 条，豨莶草 25g，生黄柏 9g，蒲公英 20g，萆薢 10g，苦参 9g，白花蛇舌草 30g，制延胡索 25g，徐长卿 15g。共 14 贴。

二诊：2018 年 6 月 17 日。服上药后患者双手指间关节红肿疼痛，晨僵明显。畏风，舌淡红，苔黄厚，脉细缓。守 5 月 20 日方加防风 10g，羌独活各 10g。续服 14 贴。

三诊：服上药后双手指尖关节红肿、疼痛明显减轻，晨僵大约 10 分钟，未感畏风。效不更方，续服 20 贴。

四诊：患者自诉服药后未见指间关节红肿，偶感疼痛、晨僵，余无特殊不适。李老嘱患者继服 14 贴以巩固疗效。

【按语】

类风湿关节炎（rheumatoid arthritis，RA）是一种慢性、进行性、多发性、侵袭性的，以关节滑膜炎和关节外病变为主要临床表现的自身免疫性疾病，好发于中年女性，儿童和老年人也有发病，具有渐进和反复发作的特点。西医治疗类风湿关节炎常用非甾体抗炎药、慢作用抗风湿药、糖皮质激素和中药制剂。类风湿关节炎在中医学中称为"痹病"。"痹"字在中医学文献中出现很早。马王堆汉墓出土的我国目前发现最早的古医书《足臂十一脉灸经》中就有"疾痹"之称；帛书《导引图》有痹病导引疗法的文字记载；《史记·扁鹊仓公列传》也记载："扁鹊名闻天下……过洛阳，闻周人爱老人，即为耳目痹医。"这都说明了至少在战国时代，"痹"字已作为医学名词了。《素问·痹论》曰："诸痹不已，亦以内也，其风气盛者，其人易已也。帝曰：痹，其时有死者，或疼久者，或易已者，其故何也？岐伯曰：其入脏者死，其留连筋骨间者疼久，其留皮肤间者易已。"李老指出，治疗痹证应当胸有大法，他很欣赏张实颐所论："行痹者，病处行而不定。走注历节疼痛之类，当散风为主，御寒利气，仍不可废，更须参以补血之剂。盖治风先治血，血行风自灭也。痛痹者，寒气凝结，阳气不行，故痛有定处，俗名痛风是也。治当散寒为主，疏风燥湿，仍不可缺。更须参以补火之剂，非大辛大温，不能适其凝寒之害也。着痹者，肢体重着不移，疼痛麻木是也。盖气虚则麻，血虚则木。治当利湿为主，祛风散寒，亦不可缺。更须参以理脾补气之剂，盖土强自能胜湿，而气旺自无顽麻也。"

本方中川乌、草乌有祛寒逐湿散风、温经止痛之功，且具有明显镇痛和局麻作用。李老体会，以疼痛为主的痹病，不论其属寒属热，均可在基本方的基础上加用乌头，止痛作用强大而迅速。李老还重视应用苦参一药，常用黄柏、萆薢、青风藤配伍清热除湿、通络开痹之品。久病必伤其正，李老喜用大剂量黄芪益气固表，扶正固本，补而不滞，治疗痹病尤为适宜。蜈蚣祛风止痉，攻毒散结，攻专力雄，为治久痹、顽痹之要药。据现代药理学研究，蜈蚣提取液能显著增强机体吞噬细胞的吞噬活性，对吞噬细胞 Fc 受体有显著增强作用，主要对机体非特异性细胞免疫功能有影响。高剂量蜈蚣水煎液一方面有抑制肿瘤作用，另一方面也可能加重对免疫器官的损害，说明对免疫力的调节有可能是双向调节。李老对痹病研究深入，见解独到，故常药简精专而收效颇佳。

《金匮要略》"痉湿暍病篇"中记载"病者一身尽痛，发热，日晡所剧者，名风湿。此病伤于汗出当风，或久伤取冷所致也。可与麻黄杏仁薏苡甘草汤。""风湿相搏，骨节疼烦，掣痛不得屈伸，近之则痛剧……甘草附子汤主之。""若治风湿者，发其汗，但微微似欲出汗者，风湿俱去也。"以上这些症状描述的是变应性关节炎与各种风湿病，包括类风湿关节炎早期所共有的临床表现。风湿二字既是病邪病因"风湿相搏"，又作为一个整体词组，为一病证名称，"风湿""风湿病"。常用的中药有制川乌、制草乌、制附子、桂枝、姜黄、炮姜、细辛等。其中以制草乌、制川乌的药力最强。制草乌、制川乌具有抗炎镇痛、抗变态反应作用。川乌、草乌是有毒的，有毒成分为乌头碱，主要具有心毒性，制草乌含量较制川乌多，炮制后乌头碱已被大量破坏，其毒性已显著降低。制川乌常规剂量使用是安全的。姜黄具有抗炎镇痛作用，没有不良反应，可以大剂量使用。细辛为马兜铃科植物，含多量黄樟醚，服用后有恶心等反应。黄樟醚是致癌因子，在煎药的过程中可挥发一部分。细辛还含有马兜铃酸，小剂量使用一定时期是安全的，但不宜大剂量或制成中成药长期使用。

类风湿关节炎患者消瘦，肌肉萎缩，部分患者食欲缺乏，因此，饮食必须营养丰富，要容易消化吸收，并且要以广谱膳食、补充蛋白质为主，要以优质蛋白为主，如鸡肉、羊肉、鸡蛋、鱼、虾等。发病期患者由于病情和药物而引起食欲缺乏，必须帮助他们开胃口，增进食欲。豆类及豆制品含有丰富的植物蛋白，但不是优质蛋白，可以食用，但不宜天天食用。

五、类风湿关节炎疼痛冬令加重案

向某，女，34 岁。2018 年 12 月 2 日初诊。

主诉：全身关节疼痛 2 年。

刻下：患者周身关节疼痛，恶寒，延今两载。曾在外院确诊为类风湿关节炎，屡服中西药罔效。时值冬令，病情加重。纳可，二便尚调，夜寐一般。舌淡红，苔薄白，脉细弦。查类风湿因子：187U/mL。C 反应蛋白9.32mg/L。

西医诊断：类风湿关节炎。

中医诊断：痛痹。

中医辨证：风寒湿痹病。

治法：散寒祛风，利湿通络止痛。

处方：秦艽 15g，羌独活各 15g，八楞麻 12g，制川草乌（先煎）各 12g，需公藤（先煎）12g，大抽芪 60g，苦参 15g，炒黄柏 12g，粉草藤 15g，青风藤 15g，忍冬藤 20g，鸡活血藤各 12g，淡全蝎 8g，制乳没各 12g，土茯苓 30g，焦三仙各 20g，炙蜈蚣 2 条，20 剂。

二诊：2018 年 3 月 24 日。药后周身关节疼痛稍缓解，诉胃胀不适，纳可，二便调，寐可。舌淡红，苔薄白，脉细弱。2 月 15 日复查类风湿因子91U/mL，原方去苦参，加八楞麻 15g，以加强止痛渗湿之功。15 帖。

三诊：2018 年 4 月 21 日。15 剂后周身关节疼痛较前明显缓解，无胃胀，无腹痛，纳可，二便调，夜寐可。舌红，苔薄白，脉细弦。原方去焦三仙、苦参，加八楞麻、路路通各 15g，豨莶草 20g，乌梢蛇 9g。

四诊：2018 年 6 月 2 日。药后诸症明显好转，周身关节疼痛减轻，余无明显不适。舌淡红，苔薄白，原方去焦三仙、苦参，加乌梢蛇 9g，片姜黄20g，豨莶草、老鹳草各 30g。30 帖。

五诊：2018 年 7 月 7 日。药后周身关节疼痛继续缓解，但大便稀溏，2～3 次 / 天，余无不适。舌淡红，苔薄白，脉细弦。原方去苦参、焦三仙、制乳没，加乌梢蛇 12g，片姜黄、怀山药、宽筋草各 12g，老鹤草 30g。患者便溏，加用怀山药健脾渗湿。15 帖。

六诊：2018 年 7 月 28 日。服药后诸症稳定，睡眠、饮食、二便正常。舌淡红，苔薄白，脉弦。原方去雷公藤，加老鹤草 30g，乌梢蛇 12g，20 剂，以巩固疗效。

【按语】

RA 的确切发病机制仍然不清楚，目前认为主要与遗传、自身免疫细胞、细胞因子等因素有关。对于 RA 的治疗主要以缓解为主，常使用的药物有非甾体抗炎药、靶向生物制剂、靶向小分子药物等。然而，无论是单一药物治疗还是多种药物联合应用，都难以避免严重的副作用。中药通过多靶点、多层次、整体调节治疗疾病，在治疗 RA 上具有天然的优势，目前从中药中寻找抗 RA 的药物成为研究热点。

本案痹病，以全身关节疼痛为主，且伴肢冷畏寒，舌淡红，苔薄白，脉细弦，系因络脉感受寒邪，寒湿蕴阻，气血不得宣通，筋无所养，不能束骨所致，以寒为重，夹风湿二邪。拟"温经羌独汤"散寒除湿，祛风通络止痛。其中羌活药力雄厚，能直上颠顶、横行手臂，故善祛上部风湿；独活药力稍缓，能通行胸腹、下达腰膝，善祛下部风湿。两药相合，能散一身上下之风湿，通利关节而止痹痛。以疼痛为主的痹病，不论其属寒属热，均可在基本方的基础上加用乌头，止痛作用强大而迅速。以苦参治疗痹病，与《圣济总录》中治疗肌痹之"苦参丸"用意相近。同时，配用雷公藤祛风除湿，消肿止痛，通经活络，对疼痛以关节周围组织为主，尤其是肌肉疼痛，疗效较好。《神农本草经》谓："若曰风寒，必非此苦泄淡渗者，所能幸效。"青风藤，味苦、性平，《浙江天目山药植志》谓其"苦，辛，寒"，祛风除湿，舒筋活血，青风藤的提纯物具有抗炎、镇痛、解痉等作用。清络饮中诸药合伍，均可清热除湿，有良好的舒经活络之效。鸡活血藤养血活血、祛风活络，而活血藤更适于活血，李老喜二味并用，以冀补血而不留瘀。八楞麻又名接骨草，有良好的舒经活络之效。淡全蝎、蜈蚣祛风止痉、攻毒散结，其攻专力雄，为治久痹、顽痹之要药，为防其耗血伤气，配伍大抽芪补气养血。秦艽祛风湿，舒经络通利关节。土茯苓有祛风湿、强筋骨、利关节之功。青风藤、草薢、忍冬藤等功擅祛风除湿，忍冬减轻祛风湿药对胃肠道的刺激。李老加用焦三仙消食和胃，确能起到扶正气、通络止痛之功。

李老认为痹病难在短时间内完全治愈，故治疗时应以某方为主，大法基本不变，辅药随证加减，以体现变中不变、不变中有变的规律。李老指出，守法守方相当重要，切不可主方、大法变动不休，他针对痹病的每一证型，均确定了大法、主方。治疗上除针对寒热分治外，多兼以祛瘀、化痰、通络、扶正。且李老一再强调，辨病一定要与辨证相结合，才能发挥中医特色。本案例以温经羌独汤为基本方，随证加减。羌活、独活皆为辛苦温燥之品，其辛散祛风，味苦除湿，性温散寒，故皆可祛风除湿、通利关节。川乌、草乌有温经散寒、通络止痛之功，且具有明显镇痛和局麻作用。李老还重视应用苦参一药，认为苦参有清热燥湿、疏风解毒之良效。黄柏性味苦寒而清热燥湿、泻火解毒，其主要成分小檗碱等已被发现具有免疫抑制等作用；草藤味苦、甘，性平，功善清热泻浊，性能疏通脉络而利筋骨，质轻气清，色味皆淡，其效多入气分，少入血分。

六、类风湿关节炎严重晨僵案

余某，男，68 岁。2015 年 6 月 21 日初诊。

主诉：双腕及双膝关节酸胀疼痛 2 年。

现病史：患者 2 年前因劳累后出现双手腕、手指及双膝关节对称性疼痛、肿胀、麻木、活动受限，伴严重晨僵，曾到当地医院诊治，诊断为"类风湿关节炎"，服中西药间断治疗疗效不显。近来因连绵阴雨致周身关节肿胀疼痛加重，遂来就诊。

刻下：症见患者双手腕及双膝关节疼痛肿胀伴痛处发热，触之皮温略高；双手掌指关节及近端指间关节疼痛伴屈伸不利，晨僵大于 1 小时。舌质红，苔薄黄，脉细弦。2015 年 6 月 18 日在本院检查示：RF：420.80U/mL，CRP：26mg/L，抗 CCP 抗体：479RU/mL，ESR：1255mm/h。

西医诊断：类风湿关节炎。

中医诊断：痹病。

中医辨证：湿热痹阻证。

治法：清热利湿，通络止痛。

处方：黄芪35g，当归15g，青风藤10g，川黄柏9g，苦参9g，川萆薢9g，鸡血藤、活血藤各15g，蒲公英30g，白花蛇舌草30g，忍冬藤25g，川蜈蚣2条，乌梢蛇15g，雷公藤（先煎）10g，秦艽15g，制川乌、制草乌（先煎）各10g，甘草10g。15剂。

二诊：2015年7月5日。病史同前，药后周身关节疼痛较前减轻，唯双膝关节肿胀仍较明显，伴双腿乏力，行走不利。舌质红，苔薄黄，脉弦。守6月21日方去秦艽，加土茯苓25g，淡全蝎6g，以增加祛湿通络之功。

三诊：2015年7月26日。病史同前，自述本周因饮食不慎致胃脘不适，故停服以上中药一周。此次复诊，症见双膝关节、双踝关节肿痛明显，双手难以握拳，行走需扶持。纳可，二便调，夜寐安。7月15日于当地医院做B超检查示：胆囊炎、胆石症。舌淡红，苔黄腻，脉弦数。守7月5日方加金钱草30g、虎杖25g，以清利湿热，排石治标。

四诊：2015年8月27日。服上药后，诸症明显好转，双手指关节疼痛减轻，右手肿胀明显好转，唯颈部及双膝关节时隐痛，足底步履时疼痛，纳差。舌淡红，苔白腻，脉沉细。8月25日于本院复查血生化示：ESR：91mm/h、ASO：72U/mL、RF：355.50U/mL、CRP：15.10mg/L。7月26日方加广木香12g、陈皮12g，以健脾和胃。另土茯苓加至30g。

【按语】

类风湿关节炎（RA）是一种因免疫系统功能异常而导致以关节滑膜持续性炎症，骨与软骨进行性、持续性破坏等为主要特征的自身免疫性疾病，一般发病率较高，占全球总人口的1%，其中女性较男性更易发病，且难治疗、难痊愈，须终身服药治疗。RA一直备受人们关注，但发病机制仍尚未完全清楚，目前认为主要与遗传基因、激素水平、情志等因素有关。在临床诊断上主要靠类风湿蛋白因子等血清标志物确诊RA，治疗上几乎无特效药，多用非甾体抗炎药、糖皮质激素等延缓病情。

本病起病急骤，病情发展迅速，病性为实证、热证或虚实夹杂，其病机始终以热邪的病理变化为核心，但由于风寒湿邪入侵，也可出现寒热错杂、阴阳交混的复杂临床表现，故临床治疗不能只顾清热而延误病情。

李老指出，对于中医的学习，经典必须细读，并且要牢记于心。热痹之名首见于《素问·四时刺逆从论》："厥阴有余病阴痹，不足病生热痹。"明代王肯堂在《证治准绳·痹》中指出热痹乃"脏腑移热，复遇外邪，客搏经络，留而不行"。清代尤怡有言："热痹者，闭热于内也……所谓阳遭阴者，脏腑经络，先有蓄热，而复遇风寒湿气客之，热为寒郁，气不得通，久之寒亦化热，则痛痹，燔然而闷也。"叶天士在《临证指南医案》中指出热痹的病理演变过程："初病湿热在经，久则瘀热入络。"并明确指出寒湿与湿热的不同："从来痹证，每以风寒湿之气杂感主治。召恙之不同，由于暑暍外加之湿热，水谷内蕴之湿热。外来之邪，著于经络，内受之邪，著于腑络。"从历代医家的论述中可看到，热毒、风热、暑湿之邪入侵，湿热蕴结，风寒湿郁化热及瘀热阻络等，均可致痹；而血虚、血热、阳多阴少、湿热内蕴等又为热痹发病的内在因素。热痹的治疗，历代虽有清热解毒、清热疏风、清热散寒、清热利湿及清热凉血等诸般治法，但总不离清热这一基本治则。

治疗本例患者时，李老首选清热解毒、利湿通痹之青风藤、川黄柏、苦参、川萆薢、蒲公英、白花蛇舌草、忍冬藤等，意在针对热痹的病因治疗。我国在民间多地早有用青风藤治疗关节痛的习俗，众多古文献皆谓其"治风有灵"或"此物善治风疾"，或称本品"散风寒湿痹之药也"。而青风藤用于治疗 RA 见诸于报道的，较早可追溯到 1969 年湖南省溆浦县中医院科研组用其治疗多种风湿病，如风湿性关节炎及 RA，并观察到该药对坐骨神经痛、三叉神经痛及肌肤麻木等神经病变也有一定效果。

另此患者病史两年余，且因季节因素而加重，病情反复，此乃寒邪伏里，故李老加用制川乌、制草乌以温里散寒；久痹多虚和瘀，故药用当归、鸡血藤、活血藤以补血通经，化瘀通络；蜈蚣搜剔走窜，可升可降，与全蝎相须使用，治疗顽痹，可增祛风通络舒筋之功。温热药与寒凉药用量之比则因人因证制宜，权衡寒热多寡而益损。治热痹以寒凉为主，少佐温热之品。恰当掌握寒热之间的比例，巧用活用，其效乃彰，不及则无力助阳行效，过之则会喧宾夺主，犹抱薪救火，酿成燎原之灾，不可不慎。

七、类风湿关节炎腕关节肿痛案

承某,女,66 岁。2019 年 7 月 19 日初诊。

主诉:右侧手腕关节肿痛 9 个月余。

现病史:9 个月前患者无明显诱因出现右侧手腕关节肿痛,呈游走性,曾于我院风湿科就诊,诊断为类风湿关节炎,2019 年 5 月 28 日检查示:类风湿因子 144.62U/mL,血沉 23mm/h,一直口服甲氨蝶呤、白芍总苷、雷公藤片、西乐葆治疗。

刻下:患者畏风,仍有关节疼痛,呈游走性,另诉近期体检发现尿蛋白(-),尿隐血(+)。纳可,眠可,夜尿频,大便基本正常。舌淡红,苔薄白,脉弦细。

西医诊断:类风湿关节炎。

中医诊断:痹病。

辨证:风寒湿痹证。

治法:散寒化湿,通痹止痛。

处方:蜈蚣 1 条,当归 15g,乌梢蛇 10g,鸡血藤 15g,苦参 9g,活血藤 15g,青风藤 9g,蒲公英 25g,雷公藤 10g,炙黄芪 30g,萆薢 10g,生黄柏 9g,银花藤 20g,秦艽 15g,制延胡索 25g,连翘 15g,生地黄 25g。10 贴。

二诊:2019 年 8 月 27 日。病史同前,右侧手腕关节仍感肿痛,呈游走性。但较前有所减轻。眠可纳佳,夜尿频,大便正常。舌淡红,苔薄白,弦脉、细脉。7 月 19 日方,续服 14 贴。

三诊:2020 年 1 月 10 日。服药后自觉关节疼痛减轻,右侧手腕关节肿痛明显好转,尿隐血(-),口干,无明显畏风。守上方加制附片 9g。14 贴。

四诊:2020 年 4 月 15 日。服上药后,诸症明显改善,右侧手腕关节无明显肿痛。2020 年 2 月 28 日检查示:类风湿因子 66.2U/mL。余无特殊不适。续方 20 贴以固疗效。

【按语】

痹病不离湿、虚、瘀和痰四个方面。本痹病患者病史较长,寒湿、贼风互为交结,凝聚不散,经络痹阻,气血不通,故治疗宜从祛风化湿、通痹止痛入手。痹病缠绵难愈,渐可累及脏腑,兼夹痰、瘀为患。致痹的各种病因,无论是风、寒、湿、热等邪毒侵犯，或是正气虚弱，均可导致血瘀痰凝，瘀、痰又是痹病加重、缠绵甚至恶化的重要因素之一。《临证指南医案》指出："痹者，闭而不通之谓也。正气为邪所阻，脏腑经络不能畅达，皆由气血亏损，腠理疏豁，风寒湿三气得以乘虚外袭，留滞于内，以致湿痰浊血流注凝涩而得之。"因此，着眼于痹病所引起的机体气血失调等内部病变，从虚、从表辨治非常重要。由于痹病的病因多样，病机复杂，在其发生发展过程中，因为虚、邪、痰、瘀互致，"不通"与"不荣"并见，出现络脉瘀滞，痹阻不通。本案患者病程较长，病久正气不足是导致本病发生的根本原因，治以益肾清络活血，祛风通痹止痛。李老熔经方、时方、新安医方于一炉，精心化裁，取苦参与黄柏、青风藤、萆薢组成清络饮，功擅清热除湿，通络开痹，在清络饮基础上加蒲公英清热解毒、祛风除湿止痛；土茯苓泄浊解毒；乌梢蛇、蜈蚣祛风止痉、攻毒散结，其攻专力雄，为治久痹、顽痹之要药，又乌梢蛇用其走窜之性，引诸药至病所，自脏腑而达皮毛；炙黄芪补气养血；现代药理学研究认为，黄芪—当归具有增强免疫的作用。其作用特点是可以增强巨噬细胞的吞噬功能，提高疾病状态下免疫细胞的反应能力，尤其是能够改善免疫抑制剂影响的免疫细胞功能。此外还有证据显示，在病理性免疫反应异常增高的状态下，黄芪和当归具有减轻免疫反应的作用。连翘、生地清热解毒，祛风除湿，通经经，利关节。药物均以益肾清络活血、祛风通络止痛为目的，用药精当，病患自除。

李济仁先生在《痹证通论》一书中，概括古医籍中"痹"字的含义主要有四。一是病名，凡具经脉气血不通或脏腑气机闭塞之一病理特征者，皆可曰痹，如风寒湿痹、五体痹、五脏痹、六腑痹等。二指体质，是指不同体质的人，易患不同类型的痹证。如阳气少、阴气多的寒盛体质者易患寒痹；素体阳气偏盛，内有蕴热或痹证日久，缠绵不愈者，易患热痹。三为症状或感觉，痹证的常见症状是肌体筋骨、肌肉、关节等处疼痛、酸楚、重着、麻木和关节肿大屈伸不利等。其他如五体痹的喉痹声音发不出、耳痹声音听不清等。四指病因病机。痹作为病机，表示脏腑气机郁闭或经络气血阻闭不行，所谓"痹者，闭也，以气血为邪所闭，不得通行而病"。"五脏六腑感于邪气，乱于真气，闭而不仁，故曰痹"。现代医学所称的风湿热、风湿性关节炎、类风湿关节炎、强直性脊柱炎、硬皮病、皮肌炎、大动脉炎、骨性关节炎、坐骨神经痛、肩周炎、系统性红斑狼疮等相当于痹病。痰浊和瘀血，皆为脏腑功能失调所产生的病理产物，又可作为一种病邪作用于机体，使之发生新的病理变化。"百病多有痰作祟"，一旦体内形成痰饮，流于四肢，则可见肢体麻木重着，或关节肿胀酸痛。瘀血的形成，则能阻碍气血的正常运行，不通则痛。常见症状为四肢关节疼痛，固定不移。此外，随着机体痰浊、瘀血的形成，其抵抗外邪的能力亦随之下降，若再受外邪侵袭，则内外相合或肢体因痰瘀的阻碍而失于气血津液的濡养而导致痹病的发生。

八、类风湿关节炎游走痛案（一）

张某，女，67岁。2010年6月25日初诊。

主诉：多关节疼痛6年余。

现病史：患者6年前出现周身关节游走性疼痛，重着，局部热感，伴纳差，口黏，口臭，小便黄，大便稀、不成形，夜寐梦扰。舌质红，苔黄腻，脉弦。化验检查：谷丙转氨酶58U/L，谷草转氨酶77 U/L，γ谷氨酰转肽酶99 U/L，类风湿因子259U/mL。

刻下：患者多关节疼痛明显，腕关节尤甚。纳可，眠可，夜尿频，大便基本正常。舌淡红，苔白腻。脉弦数。

西医诊断：类风湿关节炎。

中医诊断：行痹。

辨证：风湿热痹证。

治法：祛风除湿，清热通络。

处方：黄芪45g，土茯苓12g，鸡血藤、活血藤各20g，秦艽15g，蒲公英25g，川萆薢20g，川黄柏10g，苦参12g，生炒薏苡仁各20g，焦三仙各15g，制川乌9g（先煎），制草乌9g（先煎），川蜈蚣1条，乌梢蛇9g，甘草20g，川芎15g。30贴。

二诊：2010年7月29日。周身关节疼痛缓解不明显，口黏、口臭、纳差较前好转，大便稀、不成形。舌质红，苔白腻，脉弦。

6月25日方土茯苓加至20g，加青风藤15g，威灵仙15g，制乳没各12g，以加强祛风除湿、活血通络功效，7帖。

三诊：2010 年 8 月 6 日。病史同前，周身关节仍时疼痛，纳食一般，夜寐梦扰有所改善。舌质淡红，苔薄黄，脉弦。

6 月 25 日方土茯苓改 30g，加雷公藤先煎 10g，广木香 15g，制乳没各 10g，藿香、佩兰各 15g，7 帖。

四诊：2010 年 8 月 19 日。病史同前，周身关节疼痛较前好转，纳尚可，小便色黄，夜寐安。舌质淡红，苔薄黄，脉弦。

6 月 25 日方去川芎，甘草，加雷公藤（先煎）10g，片姜黄 25g，土茯苓改 25g，14 帖。

【按语】

患者以周身关节游走性疼痛、重着为主，且有局部热感，可谓行痹。是以风邪为主兼夹湿热之邪侵袭机体，痹阻于经络、关节，气血瘀滞不通，发为风湿热痹。本病的病位主要在肢体、经络、关节，尤以上肢、肩背部关节多见，少数发于肌肤。若病久不愈，可内侵血脉、筋骨，或复感于邪，可累及心、肾等有关脏腑。《素问·痹论》曰："风寒湿三气杂至，合而为痹也。其风气胜者为行痹。"《杂病证治准绳》曰："风痹者，游行上下，随其虚邪与血气相搏，聚于关节，筋脉弛纵而不收。"《症因脉治》卷三曰："风痹之症，走注疼痛，上下左右，行而不定，故名行痹。"风寒攻痛者，防风汤；表里有邪者，防风通圣散、和血散痛汤、大秦艽汤；风热痛者，四物二妙丸；风湿之邪致痹，苍防二妙汤。亦可用虎骨散加减。一说风痹即痛风，如《景岳全书·杂证谟》曰："风痹一证，即今人所谓痛风也。"本案中行痹为类风湿关节炎，痹病治疗时不仅应重视痹病成因中的"杂气合至"特点，还应注重从人体内脏功能、气血功能入手，综合施治，以助祛除邪气。本案治疗应兼顾祛风除湿、清热通络、益气健脾、消食和胃等治法。治疗风胜之痹，川芎一药不可缺，其有祛风行血之"行因行用"作用。土茯苓能入络，不仅利湿，而且通络，搜剔湿热之蕴毒。另久病必伤其正，用大剂黄芪益气固表为其扶正护本，补而不滞。

李老指出痹病的治疗，首先应胸有大法，他很欣赏张石顽所论："行痹者，痹处行而不定，走注历节痛之类，当散风为主，御寒利气仍不可废，更须参以补血之剂，更须参以补血之剂，盖治风先治血，血行风自灭也；《医学心悟·痹》云："治行痹者，散风为主，而以除寒祛湿佐之，大抵参以补血之剂，所谓治风先治血，血行风自灭也。""痛痹者，寒气凝结，阳气不行，故痛有定处，俗称痛风是也，当散寒为主，疏风燥湿仍不可缺，更须参以补火之剂，非大辛大温不以释其凝寒之害也；着痹者，肢体重着不移，疼痛麻木是也，盖气虚则麻，血虚则木，治当利湿为主，祛风散寒亦不可缺，更须参以理脾补气之剂。"先生指出，痹病偏风者，川芎很重要，因该药为血中之气药，可行血而灭风，又有祛风作用，疗效较好。中医治法中有通因通用、塞因塞用、寒因寒用、热因热用之反治法，先生认为还应有如川芎祛风行血之"行因行用"法。痹病偏风则疼痛游走不定，可谓行因；川芎作用行而不守，可谓行用。川芎行因行用有利风邪的祛除。川乌、草乌有祛寒逐湿散风、温经止痛之功，且具有明显镇痛和局麻作用。先生体会以疼痛为主的痹病，不论其属寒属热，均可在基本方的基础上加用乌头，止痛作用强大而迅速。先生还重视应用苦参一药，常与黄柏、萆薢、青风藤配伍，清热除湿、通络开痹。久病必伤其正，先生喜用大剂量黄芪益气固表为其扶正护本，补而不滞，治疗痹症尤为适宜。蜈蚣祛风止痉、攻毒散结，攻毒力雄，为治久痹、顽痹之要药。患者脾虚胃热，加之祛风湿药往往易伤及脾胃，因予薏苡仁、焦三仙之类健脾消食和胃。先生还十分重视引经药的应用，此对痹证获效起着很大作用。如上肢疼痛，常用片姜黄、桂枝；下肢疼痛，常用独活、怀牛膝、宣木瓜、五加皮；腰背疼痛可加川续断、杜仲、狗脊、功劳叶；骨节疼痛可加威灵仙、补骨脂；肌肉疼痛可加雷公藤、苦参等。

九、类风湿关节炎游走痛案（二）

黄某，女，62岁。2010年7月15日初诊。

主诉：周身关节疼痛4年，加重10天。

现病史：患者4年前无明显诱因下出现周身关节呈游走性疼痛，局部硬结，按之疼痛明显，夜间加重，近10天来双手指间关节疼痛加重，肿胀加重，服用泼尼松后缓解。

刻下：双手指间关节肿胀，疼痛，晨起僵硬，双手不能握起，乏力，纳差，便秘。舌红苔腻，脉弦。

西医诊断：类风湿关节炎。

中医诊断：行痹。

辨证：风湿阻络，脉络不和。

治法：祛风胜湿，活血通络。

处方：羌活 15g，独活 15g，秦艽 15g，苦参 15g，炒黄柏 12g，粉萆薢 15g，青风藤 12g，海风藤 15g，忍冬藤 15g，络石藤 15g，鸡血藤 15g，活血藤 15g，淡全蝎 8g，土茯苓 30g，片姜黄 10g，川桂枝 10g，蜈蚣 2 条，黄芪 60g，火麻仁 30g，14 帖。

二诊：2010 年 8 月 5 日。药后诸症稳定，双手指关节疼痛明显减轻。时觉周身关节游走性疼痛，晨僵，余无不适。舌质淡红，苔薄白，脉沉细。查：血沉 65mm/H，类风湿因子：777.5U/mL，抗 O、C 反应蛋白均正常。

一诊方去火麻仁，加雷公藤 10g，蒲公英 30g，14 帖。

三诊：2010 年 8 月 19 日。药后诸症好转，唯晨僵明显，纳差，余无明显不适。舌质淡红，苔薄白，脉细弦。

一诊方去火麻仁。加藿香 15g，佩兰 15g，延胡索 15g，焦三仙各 20g，14 帖。

四诊：2010 年 9 月 2 日。近日四肢关节疼痛，晨僵明显，纳可。舌质淡红，苔薄白，脉细弦。

一诊方去火麻仁。加雷公藤 12g（先煎），乌梢蛇 15g，八楞麻 12g，以增强其活血散瘀止痛、祛风通络之效，14 帖。

五诊：2010 年 9 月 16 日。诸症好转，晨僵减轻，纳可。舌质淡红，苔薄白，脉细弦。

9 月 2 日方片姜黄改 25 g，加制川乌 12g（先煎），制草乌 12g（先煎），乌梢蛇改 12g，14 帖。

六诊：2010 年 9 月 30 日。诸症稳定，余无异常。中药守一诊方去火麻仁、粉萆薢。加雷公藤 12g（先煎），制川乌 12g（先煎），制草乌 12g（先煎），广木香 15g（后下），乌梢蛇 12g。继服 14 帖以巩固疗效。

【按语】

痹证的病因非常复杂，几乎各种致病因素都参与了痹证的形成或演变。但从整体上把握，大体可分为内因和外因。内因责之于正气亏虚，如人体精、气、血、津液等不足，以及脏腑组织等功能低下、失调，这是发生痹证的先决条件。痹证的外因主要是遭受风、寒、湿、热等邪气的侵袭，邪气乘经脉之虚客入五体，壅滞气血，阻闭经脉。外邪侵袭人体是痹病发生的重要因素。

李济仁教授认为瘀血也是一个重要的致痹因素。瘀血既是病理产物，亦是导致痹证的致病因素，在痹证的发病中同样起着重要作用。瘀血为痹证之因，前人论述颇多。如《素问·五脏生成》有"血凝于肤者为痹"，林珮琴《类证治裁·痹症》曰"必有湿痰败血瘀滞经络"，王清任《医林改错》列"痹症有瘀血说"专篇论述，并创制身痛逐瘀汤治痹证。气滞、寒湿、热邪、食积、痰浊及正气亏虚等致病因素最终都可导致脏腑组织间的血脉不通，血行不畅，终致血瘀而产生疼痛，导致痹证的发生。类风湿关节炎是一种慢性进行性疾病，其病理特征是关节滑膜内血管增生，最终形成血管翳，相当于中医瘀血阻络病机。此患之疼痛以游走性为其特点，可谓行痹，行痹者，痛处行而不定。治之当散风为主，御寒利气不可废，更须参以补血之剂，盖治风先治血，血行风自灭也。但是治痹不能只注重辨病而忽视辨证，要结合起来发挥中医特色。患者痹症日久，久则易使痰瘀阻络，伤及其筋，必以引经药使药力达病所。

痹症的形成非单一之因，其临床表现为多个部位、多个症状的综合。先生在把握诊断关键的同时，亦对其成因及部位的错综之态有所倚重。本例患者，先生针对其游走性疼痛特点，用藤类药物以达其肢。青风藤、海风藤作为常用药对，二者均可以祛风湿、通经络，治疗风湿痹痛，但二者又有差异，前者镇痛之功著，后者善治络中之风，祛游走性疼痛。配伍忍冬藤以通络中之热毒；络石藤通络祛风以通络中之滞；鸡血藤通络舒筋，活血补血，专通络中之血；活血藤祛风活络，散瘀消痈，以除关节之肿胀。

羌活、独活又是一常用药对，皆可祛风除湿、通利关节。其中羌活药力雄厚，比较峻猛，能直上颠顶、横行手臂，故善祛上部风湿；独活药力稍缓，能通行胸腹、下达腰膝，善祛下部风湿，两药相合，能散一身上下之风湿，通利关节而止痹痛。

先生又因其刻下上肢关节疼痛较显，故用片姜黄、川桂枝，以其引经达其病所。久病必伤其正，先生喜用大剂量黄芪益气固表，扶正护本，补而不滞，治疗痹症尤为适宜。

初始，学生不解用土茯苓及苦参之意，先生认为土茯苓亦能入络，不仅利湿而且通络，搜剔湿热之蕴毒，依证型而定其用量，有时可达 200g，亦无不良反应。苦参有清热燥湿、祛风解毒之功，疗肌痹堪取良效。先生之所以用蜈蚣 2 条，是因为患者晨僵明显，蜈蚣对于僵挛肿痛功效颇佳。患者日久不愈，病情反复，先生又加雷公藤、制川草乌等药以止痛，加乌梢蛇用其走窜之性，引诸药至病所，自脏腑而达皮毛。

祛风湿药往往易伤及脾胃，先生对于患者的饮食、二便、睡眠情况丝毫不怠慢，常用广木香、陈皮、砂仁等药以理气健脾。先生每于暑湿之际根据患者情况酌加藿香、佩兰等药以清热化湿解暑、和胃醒脾。

十、类风湿关节炎活动期

鲍某，女，56 岁。2020 年 11 月 25 日初诊。

主诉：周身关节疼痛 4 年，加重半个月。

现病史：患者 4 年前因劳累后出现下肢及足底疼痛，未予重视，自 2020 年初开始出现双手晨僵明显，指间关节疼痛、肿胀变形，间断服药（具体用药不详），疗效不佳，半个月前出现双手腕、手指及双膝关节对称性疼痛、肿胀、活动受限，局部有热感，伴时有头晕、乏力，自汗，口干欲饮。

刻下：患者双手腕、手指及双膝关节对称性疼痛、肿胀、活动受限，局部有热感，纳谷欠馨，二便尚调，夜寐安。舌质红，苔薄黄，脉弦数。2020 年 11 月 25 日在我院检查结果示：血沉：125mm/h，类风湿因子：207.04U/mL，C 反应蛋白：47.60 mg/L。

西医诊断：类风湿关节炎。

中医诊断：痹证。

辨证：湿热痹阻证。

治法：清热利湿，通络止痛。

处方、剂量及服法：方以益气清络饮加味。生黄芪 30g，川萆薢 15g，川黄柏 9g，苦参 9g，青风藤 10g，蒲公英 30g，当归 15g，鸡血藤 15g，活血藤 15g，雷公藤 10g（先煎），细生地 25g，土茯苓 25g，淡全蝎 6g。15 剂，每日 1 剂，水煎服。

二诊：2020 年 12 月 15 日。病史同前，服药后各关节肿胀减轻，局部热感好转，仍有晨僵，关节疼痛，活动受限，口干欲饮，食欲渐增，舌质红，苔薄黄，脉弦数。

处方：2020 年 11 月 25 日方加制延胡索 20g，川蜈蚣 1 条，15 剂，每日 1 剂，水煎服。

三诊：2021 年 1 月 16 日。药后关节肿痛明显好转，尚存轻度晨僵，二便自调。舌质红，苔薄黄，脉弦。复查：血沉：38 mm/h，类风湿因子：131U/mL，C 反应蛋白：28.08 mg/L，病情逐渐缓解，正气渐复，痹闭已获宣通。此时李艳主任看诊。

处方：2020 年 12 月 15 日方去淡全蝎，加威灵仙 15g，继续服药。

半年后随访，病情稳定。

【按语】

痹证可生于内，亦可发于外。邪气的侵入只是疾病发生发展的外部条件，正气虚弱才是疾病发生演化的根本原因。在治疗原则上，离不开"祛邪"与"扶正"。

扶正，就是运用补益正气的药物或其他方法以扶助正气、增强体质，提高机体的抗病能力，达到祛除病邪、恢复健康的目的。如痹证见气虚、血虚、阴虚、阳虚、脾胃虚弱、肝肾不足等表现者，可相应运用补气、补血、滋阴、助阳、补脾益胃、补益肝肾等法。痹证之形成，与正气亏虚密切相关，正如张景岳云："痹证大抵因虚者多，因寒者多，唯气不足，故风寒得以入之；唯阴邪留滞，故筋脉为之不利，此痹之大端也。"因此，即使病情初起，祛邪之中也需时时注意充分固护正气。

祛邪，就是运用宣散攻逐邪气的药物或其他治疗方法（如针灸、推拿、药熨等），以祛除病邪，从而达到邪去正安的目的。根据邪气性质不同及其所侵犯人体部位的不同，选用相应的方法。如痹证属风邪胜，以祛风为主；寒邪胜，以散寒为主；热邪胜，以清热为主；湿邪胜，以祛湿为主；痰浊者，以化浊涤痰为主；瘀血者，以活血化瘀为主等等。

扶正与祛邪，相互为用，相辅相成。因此，正确处理好扶正与祛邪的关系，是治疗疾病的关键所在。临床应根据正邪双方消长盛衰情况，区别主次、缓急，正确运用扶正祛邪法。李济仁先生认为，临证必须把握好扶正与祛邪的关系。就类风湿关节炎而言，祛风、散寒、除湿、清热、舒经通络是治疗类风湿关节炎的基本原则，后期还常配伍益气养血、滋补肝肾，以扶助正气。类风湿关节炎初期活动期，多见关节皮肤红肿，皮温高，关节疼痛，此为邪盛，正气未虚，多重用清热、除湿、祛风等祛邪法；类风湿关节炎初期缓解期，关节皮肤无红肿疼痛，但多畏风寒，关节肌肉酸胀不适，此时亦重用温阳、补肝肾，辅以祛风、散寒等；类风湿关节炎中后期或迁延日久，骨质破坏，关节畸形，活动不利，此为邪盛正虚，当补益肝肾，补益气血。正如《类证治裁·痹症》说："治法总以补助真元，宣通脉络，使气血流畅，则痹自已。"结合不同的病变部位而选用方药，以及注意采用适当的虫类药，在痹证的治疗中具有一定意义，应予重视。本案痹病，证属正气不足，湿热之邪痹阻经络，久病日久，正气已虚，治疗上以益气活血扶正为主，辅以清热祛湿。

痹证，也称风湿病，是人体正气不足或脏腑功能失调，风、寒、湿、热、燥等邪为患，痰浊瘀血留滞，引起经脉气血不通不荣，出现以肢体关节疼痛、重着、麻木、肿胀、屈伸不利等，甚则关节变形、肢体痿废或累及脏腑为特征的一类疾病的总称。关于其病因的论述始见于《内经》，在《素问·痹论》篇中提出："风寒湿三气杂至，合而为痹也。"其强调了外邪致病的重要性，先生根据多年的临床观察认为，痹证除以上致病因素外，其发病机制与脾虚外湿易侵、血虚外风易感、阳虚外寒易入、阴虚外热易犯、正虚外邪易干有关，也即邪气的侵入只是疾病发生发展的外部条件，正气虚弱才是本病发生演化的根本原因。《素问·刺法论》说："正气存内，邪不可干。"所谓"正气"是指人体的抗病、防御、调节、适应、修复能力，也即中医的免疫系统，这些能力以人的精、气、血、津液等物质及脏腑经络组织的功能活动为基础。如《素问·上古天真论》说："精神内守，病安从来。"先生认为若机体正气不足，包括先天禀赋不足、后天失养、久病体虚、劳逸过度、年老体弱、饮食失调、房劳过度等，导致人体精、气、血、津液等物质不足及脏腑经络组织功能失调，则机体气血亏虚，营卫不和，脏腑虚衰，阴阳失调，风、寒、湿、热等邪乘虚为患，致经脉气血不通而发为痹病。既病之后，又无力祛邪外出，以致外邪流连不去，病程缠绵，日久不愈，则正虚、痰瘀相互为患，交缠难解。《灵枢·百病始生》曰："风雨寒热不得虚，邪不能独伤人。卒然逢疾风暴雨而不病者，盖无虚，故邪不能独伤人。此必因虚邪之风，与其身形，两虚相得，乃克其形。"正气不足是疾病发生的内在因素，邪气是疾病发生的外在原因。外因通过内因起作用。若正气不足则外邪易干。本案痹病，患者双手晨僵明显，指间关节疼痛、肿胀变形，间断服药（具体用药不详），疗效不佳，半月前出现双手腕、手指及双膝关节对称性疼痛、肿胀、活动受限，局部有热感，皮温稍高，时有头晕、乏力，自汗，口干欲饮，纳欠佳，二便调，夜寐安。舌质红，苔薄黄，脉弦数。系因禀赋不足，劳逸失度，正气不足而致湿热之邪内侵，阻于经脉，阻遏气机，流注骨节，表现为以上诸症。故治以清热利湿通络、益气活血止痛法。方予"清络饮"清热除湿，通络开痹，并重用黄芪甘温以补无形之气、有形之血，气为血之帅，气足则引血滋润骨节；土茯苓入络，不仅利湿而且通络，并且善搜剔湿热之蕴毒；雷公藤祛风除湿、消肿止痛、通经活络，对关节周围组织疼痛，尤其是肌肉疼痛，疗效较好；川蜈蚣性善走窜，通达内外，功能息风止痉、攻毒散结、通络止痛，常用于风湿顽痹。加当归、鸡血藤、活血藤以加强养血活血、祛风通络之功。全方共奏清热利湿通络、益气活血止痛之效，正合该案病机，疗效满意。

十一、顽痹验案

何某，女，49岁。2020年11月4日初诊。

主诉：全身关节疼痛20年，加重3个月。

现病史：患者20年前无明显诱因出现双手掌指关节疼痛、肿胀伴晨僵，至当地医院诊治，确诊为"类风湿关节炎"，给予激素及非甾体类抗炎药治疗，因患者不能按时服药，病累及双腕、双膝等关节，近3个月来，患者常觉四肢关节刺痛，伴双手指麻木，双腿疲软，故来我处就诊。

刻下：症见双手掌指关节、近端指间关节压痛、变形，握拳受限，双腕、双膝关节压痛，屈伸不利。纳差，舌质暗，苔薄黄腻，脉细弦。

西医诊断：类风湿关节炎。

中医诊断：痹证。

辨证：痰瘀痹阻证。

治法：祛痰化瘀，通络止痛。

处方：黄芪50g，青风藤10g，川黄柏9g，苦参12g，川草薢9g，鸡血藤、活血藤各30g，制川乌、制草乌各12g（先煎），片姜黄30g，川桂枝10g，秦艽 15g，丹参 15g，雷公藤 10g（先煎），乌梢蛇 9g，土茯苓 30g，川蜈蚣 2 条。14 剂，每日 1 剂，水煎服。

二诊：2020 年 11 月 25 日。复诊，病史同前，药后周身关节疼痛减轻，但仍觉双下肢麻木不适。舌质暗，苔薄白，脉细。

处方、剂量及服法：守 11 月 4 日方黄芪加至 80g，加当归 12g，川芎 12g，田三七 8g，以疗其痰瘀胶结。

三诊：2020 年 12 月 23 日。家人代诉，药后病情稳定，双下肢麻木好转，大便偏干，余无不适。此时李艳主任看诊。

处方：守 11 月 25 日方去丹参，当归加至 15g，加制乳香、制没药各 12g，扦扦活 15g，增强祛风除湿、活血止痛之功。

【按语】

"痹"者，痹阻不通之意。痹病乃为风、寒、湿三气杂至而成。"顽痹"是痹病屡发不愈，形成肢体关节变形，难以屈伸，步履艰辛，甚则卧床不起，骨肉瘦削，身体弱羸之称。顽痹形成与正气不足、禀赋体质、脏腑气血之分布亦关系密切。气血虚弱，阴阳失调，这是顽痹发生的先决条件。本例患者病程较长，关节已变形，麻木较显著，故治疗有别于其他痹证，尤其要重视痰瘀胶结既是本病的病因，更是本病后期的最终结果。认识这一点对深入研究痹的病理实质，提高临床疗效，有着重要的意义。

西医对于类风湿关节炎的机制研究和药物治疗多从炎症和免疫方面入手，由于人体免疫机制仍未完全明确，而且各种免疫细胞和细胞因子之间相互作用，错综复杂，使 RA 发病的免疫机制难以明了。辨证论治是中医的精华所在，只有通过精确辨证，才能了解疾病的病因、病理性质、病位及邪正关系。痹证在临床上有渐进性和反复发作性的特点。其病机变化复杂多端，主要是气血痹阻不通，筋脉关节失于濡养所致。

在痹证的病因中，湿、热、痰浊、血瘀等邪既是病理产物，同时也是致病因素，在痹证的发生发展中起着重要的作用，并且影响疾病的转归和预后。林珮琴在《类证治裁·痹证论治》中指出痹久不愈"必有湿痰败血瘀滞经络"，董西园在《医级·杂病》中论述痹之病因时亦明确指出"痹非三气，患在痰瘀"。痰瘀稽留肌肉、关节，痹阻脉络，故肌肉关节疼痛、痛处不移。痰瘀留于肌肤则见硬结，深入骨骼，故关节肿大、强直畸形，难以屈伸。

方中重用黄芪以补气，促进血行以治全身麻木症状；鸡血藤、活血藤配伍既可活血行血，又可补血养血、舒筋活络，为大师治疗经脉不畅、络脉不和病证的常用药对，对于血虚不养筋而兼血瘀的痹证患者，二药相得益彰，以期补血而不滋腻，活血而不伤气。患者双手关节畸形，不能握拳，双膝关节疼痛，屈伸不利，用片姜黄、川桂枝引经以疗上肢症状；八棱麻活血散瘀，祛风活络，尤善治下肢。雷公藤具有调节免疫、改善微循环、抗炎镇痛等作用，虽其毒副作用让诸多医者望而却步，但是在治疗时针对患者情况，采用正确的煎煮方法，对于顽痹的治疗作用显著；土茯苓、苦参泄浊解毒；痹证痰瘀阻滞型久病邪深，宜尽早配合虫类搜剔痰瘀之品，故用温阳祛风通络之乌梢蛇、川蜈蚣以搜风通络、破瘀逐痰；青风藤等藤枝类药物，善走经络，引药直达病所，通络止痛，增强药效。对于顽痹，临床治疗最终目的是控制和预防关节破坏、功能丧失、减轻症状、提高生活质量，李老在治疗上除针对寒热外，兼以祛瘀、化痰、通络、扶正之法，深入研究，进而总结出有效的治疗方法。

十二、痹痿统一论——痿病

姚某，男，50 岁。2011 年 7 月 7 日初诊。

主诉：进行性肌无力 1 年余。

现病史：患者于 2009 年 9 月开始出现右膝关节痛，后出现右下肢无力，呈进行性加重，现已不能行走，右手握持无力，在外院就诊诊断为慢性轴索型周围神经病。相关检查：CK：412.8U/L，CKMB：26.4U/L，脑脊液生化：U-TP 蛋白 0.7G/L，LDH：12U/L。神经内科肌电图示：脊髓前角细胞损害可能。肿瘤标志物：铁蛋白 506ng/mL。结缔组织全套：抗 RNP 抗体（+）。

刻下：全身肌无力，不能行走，以右侧肢体明显，偶咳嗽无力，纳可，二便调，夜寐安。舌红，苔薄腻微黄，脉细。

西医诊断：进行性肌无力。

中医诊断：痿病。

辨证：肝肾两虚。

治法：补益肝肾，舒筋活络。

处方：黄芪 35g，当归 15g，威灵仙 15g，土鳖虫 10g，五爪金龙 15g，五味子 20g，垂盆草 20g，伸筋草 15g，淡全蝎 7g，炮山甲（代）10g，炙水蛭 6g，鸡血藤 15g，活血藤 15g，白僵蚕 15g，千年健 15g，30 帖。

二诊：2011 年 8 月 4 日。服药后大便溏，时身灼热，无汗，全身无力感有所好转，余无不适。上方去威灵仙，加怀山药 20g，穿山龙 15g，30 帖。

【按语】

痿病以肢体软弱无力、功能活动障碍、肌肉萎缩为主要临床表现，各痿均以软弱无力为特征。本病病因病机虽有虚实之别和外感与内伤之分，实质为脾胃虚弱、肝肾亏虚、五脏内热、久病正衰、气血双损等导致四肢百骸得不到充足的精血濡养，则肢体痿弱不用而发病。诸多研究认为痿证与遗传有关，实则不然，临床所见大部分与遗传关系并不显著，而且有传男不传女之象。早期有希望治疗，晚期可以控制症状。痿证的治疗不能拘泥于"治痿独取阳明"之法，须辨证论治，有其证必有其法。本病诊断要点是精神疲乏，肌肉瘦削，无法站立，症状典型，不难诊断。其中虽有湿热为患者，但至痿弱症状出现时，则外邪多已不显，主要矛盾当是精血不足，筋脉失濡，脾虚不主四肢肌肉所致。所以治疗当以大剂填补肝肾精血为要，兼顾健脾利湿，活血舒筋。治当补养肝肾，舒筋活络，佐健脾益气，滋阴润肺；适当配合针灸推拿、理疗按摩则疗效更佳。如养血柔肝用当归；治痿独取阳明用怀山药，肌肉萎缩用巴戟天、补骨脂补肾；垂盆草、五味子、连翘等降酶效果较好；小腿痿软用五爪金龙、穿山龙活血通络，鸡活血藤补血养血活络。

清代医家翁藻云："痿病手足疾软而无力，百节纵缓而不收，通身不痛。"先生指出，痿病的治疗应分清外感与内伤，确立祛邪与扶正法的使用，其次再辨明脏腑病位，有的放矢地用药，在补肝肾的同时注重从肺、脾、胃调治。脾胃为后天之本，气血生化之源，人体的全身肌肉、四肢百骸都有赖于水谷精微物质的供养，才能维持其正常的功能活动。若饮食不节，嗜食膏粱厚味，或思虑过度而伤脾，或素体脾弱，健运失司，清阳不升，精微不布，四肢不充，日久则肢体痿废不用。先生认为"治痿独取阳明"是强调从脾胃着手，或健脾胃，或清湿热以治痿病，并重视脾胃功能的健运，时时顾护胃气，但并非"独取"。因经络是气血循行的通路，经络闭阻乃痹病病机，而痿病肢体活动减少，经络易于瘀滞或积血不消，影响气血的运行，更可致筋骨失却濡养，关节不利，肌肉萎缩，先生治疗多用舒筋通络法。

本例患者乃属肾精亏虚，肝血不足。根据"肝肾同源"、精血互生之论，以补肾为法。治疗当补肝肾、填精补血、强筋续骨、舒筋活络，佐健脾益气、滋阴润肺，以获全功。方中五爪金龙、伸筋草直入肝肾两经，入肝尤善通经络，疗肢体麻木，屈伸不利。穿山龙归肝肺经，功善祛风活血通络，清肺化痰。淡全蝎配伍白僵蚕息风镇痉，攻毒散结，通络止痛，对于风寒湿痹久治不愈，筋脉拘挛，甚则肢体痿废，作用颇佳。水蛭归肝经，咸苦入血，逐瘀通经络，并且最新药理学研究提示其具有改善血流变作用。五味子能滋肝肾之阴，升脾胃之津，收肺肾耗散之气，入肾有固精养髓之功。穿山甲（代）味淡性平，气腥而窜，其走窜之性无微不至，故能宣通脏腑，贯彻经络，透达关窍，凡血凝血聚为病，皆能开之。诸药合盟，功效独特。

十三、痹痿统一论——痹痿同病

吴某，女，57岁。2011年10月20日初诊。

主诉：四肢痿软乏力、麻木3年。

现病史：患者3年前突发四肢不能活动，下肢不能行走，在武汉同济医院诊断为急性神经炎，给予抗生素、维生素、激素治疗后四肢活动能力恢复，但遗留四肢麻木不仁感，膝关节以下伴酸胀明显，遇冷痛甚，肌肉拘挛，双上肢麻木伴精细动作不利，遇冷则麻木疼痛症状加重。

刻下：患者四肢麻木，不能下床行走，膝关节酸胀不适伴全身乏力，易汗。饮食、睡眠及二便正常。检查示：双臀部及大腿部肌肉瘦削，双上肢臂部细瘦；双上肢及下肢肌力均为Ⅲ级。舌暗苔白腻，脉细弦。

西医诊断：多发性周围神经炎。

中医诊断：痹痿同病。

辨证：气虚血瘀，寒湿痹阻。

治法：益气健脾，活血化瘀，除湿止痛。

处方：大抽芪35g，鸡活血藤、生炒薏苡仁、威灵仙各20g，炒白术、千年健、五加皮、金狗脊、扦扦活各15g，伸筋草、八楞麻、穿山龙、土鳖虫、路路通各10g，淡全蝎6g。20帖。

二诊：2011 年 11 月 10 日。病史同前，患者诉服药后双上肢麻木，酸胀感较前改善，双下肢痿软症状无明显缓解，伴腰部酸软，动后易出汗，饮食、睡眠及小便正常，大便稀溏。舌淡红，苔薄白，脉弦。

处方：2011 年 10 月 20 日方去扞扞活，加怀山药 25g，葛根 20g，炙蜈蚣 2 条。20 帖。

三诊：2011 年 12 月 8 日。病史同前，服药后肢体麻木痿软较前明显好转，仍有腰部酸痛，动辄汗出，纳尚可，二便调，夜寐安。检查示：双臀部及大腿部、双上肢臂部肌肉均较初诊时增粗；双上肢及下肢肌力均为Ⅳ - 级。舌淡红，苔白，脉细弦。

处方：2011 年 10 月 20 日方去扞扞活、白术，加怀山药 30g，粉葛根 20g，炙蜈蚣 2 条，细辛 6g。30 帖。

【按语】

治痿不拘泥于独取阳明，更何况该患者属于痹痿同病。关于痿病各代医家均有论述，首见载于《内经》。《素问·痿论》曰："五脏因肺热叶焦，发为痿。"《素问·生气通天论》曰："湿热不攘，大筋软短，小筋弛长，软短为拘，弛长为痿。"《素问·脏气法时论》又曰："脾病者，身重善肌肉痿，足不收行。"认为痿病主要是由肺热、湿热、脾虚所致，而在治疗上仅提出"独取阳明"。后世医家在此基础上，不断有所发展。李中梓把痿分为湿热痿、湿痰痿、血虚痿、阴虚痿、血瘀痿、食积痿等型。在治疗上专重于肝肾，因肾主骨而藏精，肝主筋而藏血，故肝肾虚则精血竭，致内火消灼筋骨为痿，治当补养肝肾。张景岳也说："元气败伤，则精虚不能灌溉，血虚不能营养。"朱丹溪指出："痿之不足，阴血也。"清代林珮琴"参而酌之"将痿病之因概括为湿热蕴阻、阳明脉虚、肝胃阴虚、肝肾阴虚、肾督阳虚、瘀血留著等六类，辨证而各立治法方药，甚为全面。

"治痿独取阳明"，但在临床上更应着重辨证论治。如本例患者的临床表现在任何教科书中都找不着，既有痿病的临床表现，亦有痹病的临床表现，但只要抓住"证"这个主线，结合患者的个体差异，进行处方用药，仍然可取得预期的疗效，这就是我们常说的"师古而不泥古"。当然，这类疾病可能有的患者在短时间内没有取得较明显的疗效，但只要辨证正确，就应坚持"守法守方"！

本病初为急性神经炎，后经"三素"（抗生素、维生素、激素）并用，控制了病情的进一步发展，但遗留四肢麻木不仁，膝关节以下酸胀明显，遇冷痛甚，肌肉拘挛，双上肢麻木伴精细动作不利，久之出现臀部及上下肢肌肉瘦削、痿弱不用。根据其主诉，可以诊断为痿病，辨证为气虚血瘀；然据其兼症又可诊断为痹病，辨证为寒湿痹。对于本病，中西医在认识上基本一致，但又有区别。

西医认为本例中的肢体瘦削乃由于肢体瘫痪（包括上运动神经元性和下运动神经元性瘫痪）或肢体关节病变限制肢体运动，致使肢体长期失用而致的肢体运动肌肉失用性萎缩。这正好符合法国博物学家拉马克所提出的"用进废退"机制，即由于长期不运动，局部组织的血液供应和物质代谢降低所致。结合其检查示：双臀部及大腿部肌肉瘦削，双上肢臂部细瘦，双上肢及下肢肌力均为Ⅲ级，似为进行性肌营养不良综合征。而四肢麻木不仁感明显，膝关节以下伴酸胀明显，遇冷痛甚，肌肉拘挛，双上肢麻木伴精细动作不利，遇冷则麻木疼痛症状加重等临床表现，似属风湿性关节炎（本例患者未做相关检查）。而风湿性关节炎是一种常见的急性或慢性结缔组织炎症，可反复发作并累及心脏，临床以关节和肌肉游走性酸楚、重著、疼痛为特征，属变态反应性疾病。

本例患者属于李老在其专著中所描述的痹痿同病。治疗采用益气健脾、活血化瘀、除湿止痛。方中取大剂量黄芪补气生血；鸡血藤、活血藤能养血活血；威灵仙、千年健、五加皮、扦扦活、伸筋草、生炒薏苡仁、炒白术等健脾除湿；金狗脊既能祛风湿，又能补肝肾；八楞麻能清热解毒，祛风除湿；穿山龙、土鳖虫、路路通、淡全蝎等活血化瘀而止痛。全方贯穿了痹痿同治的思想，取得疗效后，能守法守方，共进40剂，获得了显著的疗效！

获得如此疗效，与运用大剂量黄芪密切相关。历代医家均盛赞该药，考证黄芪始载于《神农本草经》，古代写作黄耆，李时珍在《本草纲目》中释其名曰："耆，长也。黄耆色黄，为补药之长，故名。"张景岳曰："（黄芪）因其味轻，故专于气分而达表，所以能补元阳，充腠理，治劳伤，长肌肉。"（《本草正》） 张秉成云："（黄芪）之补，善达表益卫，温分肉，肥腠理，使阳气和利，充满流行，自然生津生血，故为外科家圣药，以营卫气血太和，自无瘀滞耳。"（《本草便读》） 李东垣曰："黄耆既补三焦，实卫气，与桂同功，特比桂甘平，不辛热为异耳。但桂则通血脉，能破血而实卫气，耆则益气也。又黄芪与人参、甘草三味，为除燥热、肌热之圣药。脾胃一虚，肺气先绝，必用黄芪温分肉、益皮毛、实腠理，不令汗出，以益元气而补三焦。"（引自《本草纲目》）从众医家对黄芪的评述中可以看出，黄芪具有补气固表、利水退肿、托毒排脓、生肌的作用。

现代药理研究认为，黄芪含皂苷、蔗糖、多糖、多种氨基酸、叶酸及硒、锌、铜等多种微量元素。有增强机体免疫功能、保肝、利尿、抗衰老、抗应激、降压和较广泛的抗菌作用，或为治疗痹痿同病的重要药物之一。

（纪超凡整理编写）

第二节　肺恶性肿瘤验案评析

一、肺癌扩散案

陈某，男，40岁，司机。1999年12月26日初诊。

主诉：咳嗽半年、咯血3个月。

现病史：宿疾咽干音哑，近半年经常咳嗽，吐少量白色黏稠泡沫痰，并伴左侧季肋部不适。9月10日晚咳嗽时，曾吐鲜血两口，血随痰出。遂在当地某医院就诊，做X线胸透示左下肺靠膈肌处有片状模糊阴影，边缘不清。诊为"左下肺炎"。用抗生素等对症治疗无效。又按"结核病"治疗旬余，仍未见效。于1999年10月3日摄X线片、支气管镜及病理检查，诊断考虑为"支气管肺癌"，决定住院手术治疗。于11月5日开胸后见支气管肺癌已经扩散，手术无法进行，仅取少许组织再送病检，报告为"鳞状上皮细胞癌"。遂予化疗，但病情日渐恶化。要求出院后改用中医药治疗。

刻下：面色萎黄无光泽，形体瘦弱、疲倦乏力，痰内仍时夹血丝，语声低弱嘶哑，纳谷欠馨，小便正常，大便干燥难解。舌质红赤，苔薄白少津，脉细数。

西医诊断：支气管肺癌。

中医诊断：肺岩。

辨证：肺肾阴虚，火盛刑金。

治法：壮水清金，泻火凉血，解毒抗癌。

处方：夏枯草 30g，玄参 30g，墨旱莲 30g，生地黄 30g，半枝莲 30g，半边莲 30g，猫爪草 30g，藕节 30g，鱼腥草 30g，沙参 30g，天花粉 15g，玉竹 15g，冬虫夏草 15g，麦冬 15g，五味子 12g，石斛 12g，川贝母 10g。14 剂，水煎温服，每日 1 剂，分早、中、晚 3 次服下。

二诊：2000 年 1 月 17 日。上方服后，诸症减轻，咳嗽轻微，痰中已无血迹，食饮增加，大便转软，一日一行。舌质红，苔薄白转润，脉细略数。药证合拍，原方出入再进。

处方：夏枯草 30g，玄参 30g，生牡蛎 30g（先煎），白茅根 30g，蒲公英 30g，南沙参 30g，北沙参 30g，鱼腥草 30g，藕节 30g，白花蛇舌草 30g，黄芪 30g，炙百合 30g，黄精 20g，生鳖甲 15g（先煎），麦冬 15g，五味子 10g。14 剂，煎服法同前。

三诊：2000 年 3 月 5 日。上方服后，自觉诸症若失，面色渐变红润，体力日有增加，已能在办公室做轻微工作。方已奏效，毋庸更张，再按前方继续，以冀巩固。

以上方药续服年余，症情稳定，未见复发，2001 年 2 月 10 日复查 X 线胸片示两肺视野清晰。后随访 10 年无复发。

【按语】

肺癌又称原发性支气管肺癌，是由于正气内虚、邪毒外侵引起的，以痰浊内聚，气滞血瘀，蕴结于肺，以致肺失宣发与肃降为基本病机，以咳嗽、咯血、胸痛、发热、气急为主要临床表现。肺癌是常见的恶性肿瘤之一，发病率居全部肿瘤的第 1 或第 2 位，且有逐年增高的趋势，发病年龄多在 40 岁以上，男女之比约为 5∶1。早期肺癌采用手术治疗是获得治愈和远期疗效的可靠手段，但疗效仍不够满意。放疗和化疗对部分患者近期有效，但毒副反应大，复发转移率高，多数仅有姑息效果。中西医结合治疗，可以互相取长补短，充分发挥各种治疗方法在疾病各阶段中的作用，做到在提高机体免疫力的前提下，最大限度抑制或消灭癌细胞。中西医结合治疗可起到提高疗效或减毒增效的作用，以改善症状，提高生存质量，延长生存期。

本病类属于中医学的"肺积""痞癖""咳嗽""咯血""胸痛"等范畴。

如《素问·奇病论》说："病胁下满气上逆……病名曰息积，此不妨于食。"《灵枢·邪气脏腑病形》说："肺脉……微急为肺寒热，怠惰，咳唾血，引腰背胸。"《素问·玉机真脏论》说："大骨枯槁，大肉陷下，胸中气满，喘息不便，内痛引肩项，身热脱肉破䐃。"《难经·论五脏积病》说："肺之积曰息贲……久不已，令人洒淅寒热，喘热，发肺壅。"以上这些描述与肺癌的主要临床表现有类似之处。宋代一些方书载有治疗咳嗽见血、胸闷胸痛、面黄体瘦等肺癌常见证候的方药。金元·李东垣治疗肺积的息贲丸，所治之证颇似肺癌症状。《景岳全书·虚损》说："劳嗽，声哑，声不能出或喘息气促者，此肺脏败也，必死。"这同晚期肺癌的临床表现相同，并明确指出预后不良。《杂病源流犀烛·积聚癥瘕痃癖痞源流》所提到的"邪积胸中，阻塞气道，气不宣通，为痰为食为血，皆得与正相搏，邪既胜，正不得而制之，遂结成形而有块"，则说明了肺中积块的产生与正虚邪侵，气机不通，痰血搏结有关，对于后世研究肺癌的发病和治疗，均具有重要的启迪意义。

肺癌是中西医学共同的疾病名称，西医学对肺癌按组织学分类，分为鳞状上皮细胞癌、小细胞癌、腺癌、大细胞癌等，其中以鳞状上皮细胞癌多见。由于肿瘤部位的不同，临床常分为中央型肺癌和周围型肺癌，以中央型肺癌常见。

目前，化疗是中晚期肿瘤非手术治疗的主要手段之一，然而化疗药物在杀死肿瘤细胞、延长患者生存期的同时也杀死了正常细胞组织，尤其是血液细胞、淋巴细胞等。因此，化疗药物常给患者带来各种毒副作用，包括血液系统毒性、消化系统毒性、心血管及周围神经系统毒性，从而加速了肿瘤的进展，影响化疗预后。对于化疗毒副作用，目前现代医学并无有效的防治方案，而中医药成为防治的重要手段。

近年来相关研究发现，半枝莲中含有黄酮类成分、多糖类成分、二萜类成分等主要抗肿瘤作用成分，其作用机制主要包括抑制肿瘤细胞增殖、侵袭、转移与分化，诱导肿瘤细胞自噬和凋亡，调节机体免疫功能，抗肿瘤血管生成等。所涉及的通路主要包括 Hedgehog 信号通路、STAT3 信号通路、Wnt/β-catenin 信号通路、Notch1 信号通路、PI3K/Akt 信号通路、c-Met 信号通路等。同时，现代研究发现，半边莲生物碱对 U266 细胞有明显的抑制作用，且呈现浓度依赖效应。其作用机制可能是半边莲通过提高癌细胞胞内游离钙离子浓度而诱导癌细胞凋亡。木犀草素是半边莲黄酮类成分中主要有效成分之一，研究发现木犀草素对肿瘤细胞具有体外抗增殖作用，低浓度（5～10μmol/L）的木犀草素在不同的肿瘤细胞中对抗肿瘤药的增敏作用强度不同，在 Hela 细胞中增敏作用最显著。研究也发现木犀草素能显著诱导人非小细胞肺癌细胞 A549 细胞凋亡和细胞周期阻滞，其作用机制可能是通过上调 JNK 磷酸化，继而激活线粒体凋亡途径，同时抑制 NF-κB 入核，使其不能发挥转录活性。

本案属中医"咯血""息贲"范畴，乃肺肾阴虚之候。阴虚则火盛，日渐煎熬则液涸痰凝，毒邪内结而成癌；火盛刑金，损伤肺络，则血随痰出，或痰夹血丝。肾脉从肾上贯肝膈入肺中，循喉咙夹舌本，其咽干音哑久羁，为肾阴久虚之征。方中生地黄、玄参、墨旱莲、玉竹、黄精、五味子、炙百合、沙参、石斛、麦冬、冬虫夏草、天花粉壮水益肾以制内干气分之火，清金养肺以补金受火克之损；蒲公英、鱼腥草、半枝莲、半边莲、白花蛇舌草清内结之热，解血中之毒；猫爪草、夏枯草、生鳖甲、生牡蛎益阴除热、散结解凝、藕节凉血止血；白茅根导热下行。诸药合用，共奏壮水清金、泻火凉血、解毒抗癌之功。药证合拍，故获全效。

李老认为"症见咳嗽声嘶、痰少黏稠、痰中带血、面色无华、形体消瘦、肢倦乏力、语声低弱、口干咽燥、舌红少津、脉细数者，证属肺肾阴虚，痰热互结。治以滋肾养肺、清热消痰之法，则可力挽危候"。常用如麦门冬汤、百合固金汤、贝母瓜蒌散等。麦冬、天冬、百合、熟地黄滋养肺肾之阴；党参、半夏益气化痰；黄芩、玄参、川贝母、全瓜蒌、甘草开胸散结，清肺化痰。并可选用沙参、玉竹、天花粉等，以增养阴清热之力；紫花地丁、紫背天葵等，以加强解毒散结之功；咯血难止者加白茅根、仙鹤草凉血止血之属；低热盗汗者加地骨皮、白薇、五味子育阴敛汗之属；其他抗癌效药，亦可酌选，以期佳效。

二、合方酒剂内服案

张某，女，56 岁，营业员。2000 年 4 月 9 日初诊。

主诉：咳喘 20 余年，加重 3 年，临床诊断肺癌 3 个月余。

现病史：患者罹"咳喘"病史 20 余年，近 3 年来病情加重，屡服中西药不见缓解。于 2000 年 1 月 3 日在某医院摄 X 正侧位片示右肺门区有 3cm×3cm 大小片状影。诊断为"右中心型肺癌"。患者不愿手术治疗，遂来李老处就诊。

刻下：咳嗽喘促，无痰，右侧胸背部疼痛，纳呆食少，声音嘶哑，疲倦乏力，小便正常，大便干燥难解。舌质红，苔薄黄，脉弦数。

西医诊断：右中心型肺癌。

中医诊断：肺岩。

辨证：肺热壅盛，气郁痰凝。

治法：清肺益气，开痰软坚。

处方 1：白花蛇舌草 50g，夏枯草 30g，鱼腥草 30g，天花粉 30g，重楼 30g，沙参 30g，海浮石 30g，枇杷叶 25g，瓜蒌 25g，浙贝母 15g，杏仁 15g，五味子 15g，桔梗 15g，干地龙 15g。水煎服，每日 1 剂，每剂分 3 次服。

处方 2：蜈蚣 20 条，壁虎 20 条，重楼 50g，土地龙 30g，加黄酒 3 斤。浸泡 7 日后取酒，每次服 20mL，每日服 3 次。

用处方 1、处方 2 治疗半年，症情日见好转，胸背疼痛减轻，纳谷增，大便软，每日一行。继按处方 1 加麦冬 20g，露蜂房 5g，绞股蓝 20g，以滋阴润肺。处方 2 同服。临床症状基本消失。于 2001 年 2 月 10 日复查 X 线正侧位片，示右肺门区肿块影缩小 2/3，疗效明显。

【按语】

肺癌即癌症表现在肺者，主要以咳嗽、胸痛、气急为主，咳痰或稀或稠，严重者则有咳嗽痰中带血丝或者咳吐血痰。《素问·咳论》说："肺咳之状，咳而喘息有音，甚则唾血；心咳之状，咳则心痛，喉中介介如梗状，甚则咽肿喉痹；肝咳之状，咳则两胁下痛，甚则不可以转，转则两肢下满……"这些症状在肺癌均可见到。

《金匮要略·肺痿肺痈咳嗽上气病脉证》中的"咳即胸中隐隐痛，脉反滑数……咳唾脓血"的肺痈，在肺癌患者也可见到。《素问·玉机真脏论》谓"大骨枯槁，大肉陷下，胸中气满，喘息不便，内痛引肩项，身热脱肉破……"等症状，颇似肺癌晚期的表现。肺癌根据具体表现主要分为脾肺气虚、肺肾阴虚、气阴两虚三种主要证型。肺脾气虚表现为短气自汗，咳痰稀薄，全身疲乏，纳呆腹胀，大便稀溏；舌淡有齿痕，舌苔白腻，脉象沉缓或濡，可用六君子汤加山药、黄精、沙参等药物益肺健脾。肺肾阴虚可表现为干咳无痰或者痰少不易咳出，或兼咳血，胸闷气短，心烦口渴，潮热盗汗，午后颧红，声音嘶哑，舌质红而干，舌苔薄或光剥，脉象细数，可用六味地黄汤、生脉散、百合固金汤等方药滋肾润肺；气阴两虚可见咳嗽痰少，或咳血痰，神疲乏力，纳差腹胀，口干喜饮，大便干结，舌质淡红有齿痕，脉象沉细，治疗以大补元煎、参芪麦味地黄汤等方药益气养阴。

肺癌的治疗除了辨证施治外，还有很多的经验方值得推广，如清肺散结汤，方中有北沙参、黄精、鱼腥草、仙鹤草、贝母、当归、苦杏仁、前胡、麦冬、天冬、橘红，临床治疗有促使癌肿消失的效果。

患者肺热壅盛，宣降失司，气郁痰凝，方用沙参、天花粉、五味子养阴清肺益气；白花蛇舌草、夏枯草、鱼腥草、重楼、干地龙解毒抗癌；海浮石、枇杷叶、瓜蒌、浙贝母、杏仁、桔梗开宣肺气，化痰散结，降气平喘。初获良效后，继以原方加麦冬养阴扶正，绞股蓝益气、解毒、抗癌，露蜂房"治积痰久嗽"（《本草正》），以增止咳定喘之功，标本兼治，疗效甚佳。

肺癌在临床上所表现出来的咳嗽、胸痛或痰血诸证，往往与其他呼吸系统疾病不易鉴别，加之验痰阳性率不高，故发现时每多晚期。从以上验案来看，用清肺益气、开痰软坚法坚持治疗，疗效满意。

白花蛇舌草作为一种传统中药材，在临床上很多治疗癌症经典方剂中都有使用，但中药化学组分复杂，作用靶点多样，因此对其抗肿瘤化学成分及抗肿瘤机制实验研究进行梳理归纳就显得十分有必要。从目前研究现状来看，白花蛇舌草中萜类、蒽醌类、甾醇类、黄酮类、多糖类等化学成分抗癌作用较为突出，抗肿瘤治疗效果与机制实验研究多采用白花蛇舌草水提取或醇提物作用于不同肿瘤细胞来观察其体外抗肿瘤作用，这也契合中医药多靶点整体治疗的观念。体外实验研究观察白花蛇舌草对于消化系统肿瘤、肺癌、前列腺癌、胶质瘤、宫颈癌及急性白血病等的作用，通过调控不同信号通路及靶基因的表达，均表现出抑制肿瘤细胞增殖、诱导细胞凋亡的作用。

壁虎又称守宫、天龙等，为壁虎科动物无蹼壁虎或多疣壁虎等的干燥全体，味咸，有小毒。现代临床应用研究表明，壁虎有祛风、定惊、散结、解毒、止咳平喘的功效。在治疗各种恶性肿瘤、结核病、骨髓炎、瘘管、窦道以及外科抗感染等方面疗效确切，引起医药界的广泛关注。现代实验研究表明，壁虎具有确切的抗肿瘤活性。壁虎早在古代就被应用于治疗各种疾病，其抗肿瘤活性外的多种药理活性已被广泛应用于临床实践中，如在消炎抗菌、敛疮生肌、治疗结核及降血压等方面也有巨大优势，对这些方面展开的研究，有助于进一步扩大壁虎的临床应用范围，为新药研发奠定基础。

处方 2 药酒剂选药精当，因而有显著疗效。方中蜈蚣味辛，性微温。《日华子本草》说它"治瘰癧"，对于肿瘤及疮疡痈毒皆有消坚化毒之效。各种肿瘤配合木鳖子、炮山甲（代）等品，有控制肿瘤发展、改善症状的作用。

《四川中药志》载壁虎："祛风，破血积包块，治肿瘤。"上海中医药大学附属龙华医院用壁虎、干蟾皮、天冬、麦冬各 9g，南沙参、北沙参、百部、预知子（八月札）各 12g，夏枯草、葶苈子各 15g，鱼腥草、山海螺、金银花、白英、白花蛇舌草、生牡蛎、苦参各 30g，水煎，每日 1 剂，治疗晚期肺癌。

重楼又名蚤休、重台根、草河车、土三七。味苦，性寒，功能清热解毒，消肿止痛。药理研究证实，重楼有抗肿瘤作用，其甲醇提取物对宫颈癌 HeLa 瘤株有抑制生长作用。地龙清热平喘，而且有抑制肿瘤细胞生长的作用。全方以黄酒浸服以温通活血，增强诸药的抗癌功效。

李老指出"在祖国医学文献中，与肺癌类似的记载，散见于咳嗽、哮喘、痨瘵、咯血、胸痛、痰饮、积聚、肺痿、肺疽等病症的资料中，尤其与'肺积''息贲'相似。肺癌的成因乃外感六淫邪毒犯肺，内有七情饮食所伤，并有脏腑正气虚损，则肺气膹郁，宣降失司，津液不布，积聚成痰，痰凝气滞，血行受阻，瘀血留结，积成息贲。因邪正盛衰，故宜详审。治宜攻补兼施，攻邪而不伤正，养正而不助邪，乃治积之要也"。

扶正祛邪是中医的基本治则之一，也是中医学整体观念的重要组成部分。"正"是指人体的正气，包括先天禀赋和后天调养而建立的免疫功能。正气在肿瘤的发生、转化中起决定性作用，扶正能调动机体的抗病能力，提高免疫功能，又能增强体质。恶性肿瘤是一种全身性疾病，其发生、发展与机体的抗瘤能力相互制约，互为消长。所以，在肿瘤的治疗中，要重视增强整个机体的抗癌能力，从而抑制肿瘤细胞的增殖、浸润和转移。肿瘤存在于体内，则正气益虚，疾病的转归实质上取决于邪正的消长盛衰，正胜邪退，则疾病趋向于好转和恢复；邪盛正衰，则疾病趋向于恶化。

三、肺癌术后案

殷某，男，73岁，离休工人。2017年9月5日初诊。

主诉：右支气管肺癌1年余。

现病史：患者2016年因右上肺占位性病变于某医院住院治疗，后行右肺上叶切除术，化疗4个疗程后好转出院。近日来，病情有所反复，欲口服中药改善，遂赴李老处就诊。

刻下：自觉喉中常有少许白黏痰，难以咳出，胃纳欠佳，平素易倦怠，大便干，4～5日一次，余尚可。舌红有裂纹，苔薄黄，脉沉弦。

西医诊断：右支气管肺癌。

中医诊断：肺岩。

辨证：肺脾气虚，痰热互结。

治法：清肺健脾，化痰消瘀。

处方：黄芪40g，金荞麦30g，鱼腥草30g，白花蛇舌草30g，猫爪草20g，半边莲15g，半枝莲15g，炒薏苡仁15g，生薏苡仁15g，炒白术15g，炙桑白皮15g，浙贝母15g，炒黄芩9g，制半夏9g，火麻仁30g。15剂，水煎服，每日1剂。

二诊：患者服上方后，病情好转。现喉中有少许白黏痰，较难咳出，纳可，大便3～5日一次，不干，寐可。余无不适。2017年9月19日胸部CT：右肺上叶切除术后；纵隔淋巴结肿大；右肺下叶少量炎性渗出。续上方加望江南15g，生大黄9g，炒黄芩增至12g。15剂，水煎服，每日1剂。

三诊：服上方加减共28剂后，患者疲乏无力之症减轻，精神好转，喉中基本无明显不适。后复查胸部CT示无明显异常。

【按语】

患者罹患肺癌1年余，化疗术后余邪未尽，痰热郁结于肺，肺失宣降，腑气不通，脾气亏损，失于健运，故咳嗽咳痰不止，大便干结，倦怠体乏。一派肺脾气虚、痰热互结之象，舌脉亦可佐证。李老认为肺癌的病因总合癌病类，正虚邪实，虚主要指的是阴虚、气虚及精亏，实则指的是痰凝不畅、气滞不顺、血瘀不通。体虚是导致癌症形成的根本因素，而临证中则需把握住痰、热、瘀、毒、虚5个重点病机。该患者虚实夹杂，标在气者应注意投放行气化痰之品，在血者应注重加入活血化瘀之药。本在气阴两虚，健脾清肺。方用黄芪、炒白术培补脾肺固其本；白花蛇舌草、鱼腥草、半边莲、半枝莲、猫爪草化痰散结抗癌；金荞麦、炙桑白皮、炒黄芩清肺化痰，降逆止咳；浙贝母、制半夏化痰散结，消旧积；生薏苡仁、炒薏苡仁辅白术健脾利湿，与金荞麦合用以解毒消痈排脓；火麻仁润肠通便，泻而不损。二诊投望江南、生大黄、炒黄芩，泻热通便，解毒消痈，通调六腑。全方补中寓消，诸药合用，共奏清肺健脾、化痰消瘀之功，抗癌之力亦贯穿其中，故疗效堪佳。

在传统中医学文献中，一般将肺癌称为"痞癖""肺积""肺壅""息贲"。《黄帝内经》中是这样描述的："肺咳之状咳而喘息，甚至唾血……而面浮气逆。"在以记载各种积聚病症而闻名的《难经》中是如此描述的："肺之积，名曰息贲，在右胁下，复大如杯，久不已，令人洒淅寒热，喘咳，发肺壅。"肺积之病名最早来源于《难经》，其书中还有"息贲"的说法。至《济生方》才正式提出"肺积"的名称。《黄帝内经》中记载："壮人无积，虚人则有之。"肺积常见的临床表现为咳嗽、咯血、胸痛、气短，中医古籍有相关论述。《素问·咳论》曰："肺咳之状，咳而喘息有音，甚则唾血。"《素问·脉要精微论》曰"肺脉搏坚而长，当病唾血。"充分描述了咯血之症。《景岳全书·虚损危候》指出："劳嗽声哑，声不出或喘息气促者，引肺脏败也，必死。"《济生方·癥瘕积聚门》曰："息贲之……喘息奔溢，是为肺积……其病气逆，背痛少气，喜忘目瞑，肤寒皮中时痛，或如虫缘，或如针刺。"对肺积重症的描述较为详细。对于本病的发病及预后，《杂病源流犀烛·积聚癥瘕痃癖痞源流》曰："邪积胸中，阻塞气道，气不宣通，为痰为食为血，皆得与正相搏，邪既胜，正不得而制之，遂结成形而有块。"肺主气司呼吸，主宣发肃降，通调水道。若正气内虚或先天不足，则肺气亏虚，宣降失常，邪毒乘虚而入，肺气膹郁，脉络阻塞，痰瘀互结而成肺积；或七情内伤，气逆气滞，而气为血帅，气机升降紊乱，终致肺脏血行瘀滞，局部结而成块，诚如《素问·举痛论》所说："悲则心系急，肺布叶举，而上焦不通。"或外邪犯肺，肺为娇脏，喜润而恶燥，燥热最易伤肺，加之长期吸烟，"烟为辛热之魁"，燥热灼阴，"火邪刑金"，炼液为痰，形成积聚；或饮食所伤，《素问·痹论》曰："饮食自倍，肠胃乃伤。"脾为生痰之源，脾虚则水谷精微不能升化输布，致湿聚生痰，肺为贮痰之器，痰浊留于水之上源，阻滞肺络，痰瘀为患，结于胸中，肿块逐渐形成；或邪毒侵肺，肺为气之主，通于喉，开窍于鼻，直接与外环境相通，如废气、矿尘、石棉或放射性物质等邪毒袭肺，则肺之宣降失司，肺气郁滞不行，气滞则血瘀，毒瘀结聚，日久而成癌瘤。《外证医案汇编》记载"正气虚则成岩"，这充分说明了肺部存有肿块，其根本原因在于气虚。

李老认为中医疗法进行祛邪的根本目标不是为了简单清理瘀块，而是彻底清除体内毒素，扶正的根本目的并不是为了再创健康体质，而是进一步提升人体气血生化能力，在提高自身免疫力的同时最大程度上降低不良反应出现的概率，促进抗癌药物药效的发挥。这种祛邪与扶正并重的措施，使机体维持相对良好的内环境和高水平的生命状态，可显著提高肺癌患者的生存质量。除了服用中药外，针灸、耳穴疗法等也具有中医诊疗特色，在临床上疗效甚佳。

1. 针灸

（1）改善症状，延长生存期：治法为扶正固本。取穴为关元、足三里、三阴交、肺俞、内关、列缺、尺泽。配穴为厌食加下脘、天枢、上巨虚；呃逆加内关、中脘。

（2）镇痛：治法为行气活血。取穴为夹脊穴、合谷、太冲、孔最、尺泽、列缺。

（3）减轻化疗副作用：治法为扶正化浊。取穴为大椎、足三里、三阴交。配穴，如化疗导致免疫功能抑制，加内关、关元；白细胞减少，加膈俞、脾俞、胃俞、肝俞、肾俞；胃肠道不良反应，加内关、中脘、天枢；口腔咽喉不良反应，加照海、列缺、廉泉；直肠不良反应，加天枢、大肠俞、支沟、梁丘。

2. 灸法 可选用大椎、足三里、三阴交、膈俞、脾俞、肾俞、命门等穴位，采用隔姜灸，艾炷如枣核大小，每穴灸7壮，每日1次，连续灸治20天，休息1周后再行第2疗程艾灸。也可用直接灸法。

3. 耳针 肺脏相应部位毫针刺，用中等或弱刺激，间隔10分钟行针1次，必要时可留针24个小时。或用揿针埋藏，或用王不留行子贴压，每3～5日更换1次。

积极治疗肺部慢性疾病，减少或戒除吸烟，加强劳动保护，改善环境卫生，畅达情志，调节饮食，积极锻炼身体，增强防病抗病能力，定期开展肺癌的预防性检查，做到早发现、早诊断、早治疗。肺癌患者应注意心理、饮食、生活习惯等方面的护理与调摄，首先要调畅情志，增强信心，更多地关心他人，保持乐观向上的心理，有利于疾病的治疗和抗病能力的增强。饮食宜进丰富而易消化的高营养品，多食新鲜蔬菜，避免辛辣、肥腻之品。生活习惯应劳逸结合，加强锻炼，戒掉烟酒。适当练习各种气功，如五禽戏、八段锦、郭林新气功等功法。

四、肺癌术后化疗不适案（一）

余某，女，60岁，退休工人。2016年12月2日初诊。

主诉：右肺癌术后4年余。

现病史：患者4年前行右肺下叶癌切除术，术后行2次化疗。2016年10月26日胸部CT示：①右下肺癌术后改变，右侧胸膜明显增厚伴结节，考虑转移；②右肺少许结节，少许纤维、增生灶；③右侧部分肋骨骨质异常。癌胚抗原35.82ug/L，RBC $3.06×10^{12}$/L，Hb 104g/L，ESR 26mm/h。

刻下：患者自觉右侧胁肋及背部胀酸不适。平素畏寒，食、纳、眠一般，情志不畅，二便基本正常。舌紫胖，苔黄润，脉弦。

西医诊断：右肺癌术后。

中医诊断：肺岩。

辨证：肺气亏虚，气机不畅，气滞痰瘀。

治法：扶正散结，化痰行气消瘀。

处方：抗肿瘤方加减。黄芪40g，益母草30g，金荞麦30g，白花蛇舌草30g，龙葵30g，猫爪草20g，半枝莲15g，半边莲15g，壁虎15g，莪术15g，全蝎8g，炒黄芩10g，土鳖虫10g。水煎服，每日1剂。

二诊：患者服上方20剂后症状较前明显好转，病情稳定，背部胀酸不适减轻，精神转佳。眠一般，大小便基本正常。舌红胖，苔薄黄，脉弦数。现欲继服中药调理。守上方去莪术，加茯神10g，酸枣仁30g，继服。

三诊：患者右侧胁肋及背部无明显不适，眠可，二便可。

【按语】

李济仁先生讲："在中医学文献中，与肺癌类似的记载散见于咳嗽、哮喘、痨瘵、咯血、胸痛、痰饮、积聚、肺痿、肺疽等病症的资料中，尤与'肺积''息贲'相似。肺癌的成因乃外感六淫邪毒犯肺，内有七情饮食所伤，并有脏腑正气虚损，则肺气结郁，宣降失司，津液不布，积聚成疾，痰凝气滞，血行受阻，瘀血留结，积成息贲。因邪正盛衰，故宜详审。治宜攻补兼施，攻邪而不伤正，养正而不助邪，乃治积之要也。"

患者罹患肺癌，4年前行手术、化疗后好转，此次因右侧胁肋及背部胀酸不适于我处就诊，报告示右侧胸膜明显增厚伴结节，考虑转移，此时正虚邪实，属中医"内科癌病"范畴。初诊，患者咳嗽少，但自觉右侧胁肋及背部胀酸不适明显，舌紫胖，苔黄润，脉弦。从中医角度分析，病机应属肺气亏虚，气机郁滞日久，痰气瘀阻于内，气不行则成痰瘀，后期演变为痰瘀互结，渐成肿块，复发为肺癌。结合舌紫胖、苔黄润、脉弦，辨证为肺气亏虚，气机不畅，气滞痰瘀。治当扶正散结，化痰行气消瘀，以自拟抗肿瘤方为基础，予龙葵、猫爪草、半枝莲、半边莲解毒抗癌，辨证用药。以黄芪、益母草为君，黄芪补气行滞，推动血行，鼓舞正气，托毒排脓；益母草归肝、心经，辛开苦降，专入血分以行血祛瘀。莪术能破气中之血，全蝎攻毒散结，现代临床证实二者均有抗肿瘤作用；土鳖虫、益母草散结消癥。几味同用，共奏活血通络、祛瘀生新之功效。更予白花蛇舌草、金荞麦、炒黄芩，清热化痰，直达病所。全方气血同治，共奏扶正散结、活血化痰消瘀之功，故疗效显著。二诊去破血行气之莪术，以防耗气伤血之弊，予茯神、酸枣仁养心安神，随访患者整体均较前明显好转。

在肺癌的病因病机方面，古代文献有着不同的认识。《灵枢·九针论》载："四时八风之客于经络之中，为瘤病也。"认为外邪入侵，留滞经络，会导致瘤病发生。《灵枢·百病始生》载："若内伤于忧怒则气上逆，气上逆则六输不通，温气不行，凝血蕴里而不散，津液涩渗，着而不去，而积皆成矣。"记载了情志所致"积病"的病理机制。古代文献单独对"肺癌"病因病机的明确记载相对较少，多以肿瘤相关整体病因病机描述为主，见于"癥瘕积聚"等病中。《中藏经》指出："积聚、癥瘕、杂虫者，皆五脏六腑真气失而邪气并，遂乃生焉，久之不除也，或积，或聚，或癥，或瘕，或变为虫。"认为五脏正气亏损日久会导致肿瘤相关疾病的发生。《诸病源候论》中认为毒邪是肺癌的主要成因，"物能害人者，皆谓之毒"。《济生方》中提到"忧思喜怒之气，人之所不能无者，过则伤乎五脏，逆于四时，传克不行，乃留结而为五积"，认为情志是"积病"的致病因素。攻邪派张子和所著《儒门事亲·五积六聚治同郁断》载："积之成也，或因暴怒喜悲思恐之气，或伤酸苦甘辛咸之食，或停温凉热寒之饮，或受风暑燥寒火湿之邪"，从情志、饮食、外邪等多方面阐述了本病病因，是对"积病"病因病机较为全面的论述。李梴《医学入门·积聚门》载："积初为寒……久则为热。""五积六聚皆属脾，阳虚有积易治，唯阴虚难以峻补。"首次提出本病病机转换分寒热，且主因脾脏。明代医家申斗垣首次提出了癌的发病与年龄的关系，《外科启玄》载："癌发，四十岁以上，血亏气虚。"《明医杂著》认为痰邪也是肺癌发病的重要原因。《医林改错》载"血受寒则凝结成块，血受热则煎熬成块"，认为癌症的发病机制与"瘀血"有着密切关系。

李老认为肺癌的病因是由于人体正气不足、阴阳平衡失调、气血津液失布所致，肺为娇脏，邪气滞留于肺，与瘀血、痰、热毒等互结，逐渐积滞而形成有形肿块，从而发展为肺癌，临证多虚实夹杂。虚证，其典型问题为气虚、阴虚；实证，典型问题为气滞血积。肺癌患者，特别是已经进入中晚期的患者，症状多而复杂，独立症状不多，共同症状较多，在实践诊疗过程中可以采取辨病和辨证结合的方式，把握病情，选择最佳治疗方案。

本案是一例典型的肺癌术后化疗患者，此类患者常因药物耗伤，损伤正气，同时癌毒残余，多形成正虚为主、邪气未散的虚实夹杂证候。李老非常重视人体正气在肿瘤术后患者康复过程中的作用，将补益药作为治疗的基础，用清热解毒药通过抗癌作用祛除患者周身未尽之邪，最后通过通利经脉气血，为正气复苏创造条件。以补益药、清热药、活血药灵活配伍，既可利用药性增强正气，祛邪通脉，亦能促使患者被手术、放疗或化疗所损伤的正气复苏，达到补益扶助正气、清热祛邪、活血通络的效果。

对于肿瘤术后患者复杂多样的临床症状，李老以黄芪、半边莲、半枝莲、白花蛇舌草为基础方。李老认为，针对肿瘤顽固、难治愈的特点，肿瘤术后患者多属正气不足、邪气有余，治疗上必须以扶正祛邪为基本治则。上述四药组成的基础方，李老常常重用黄芪，这是新安医学"固本培元派"用药思想的体现。通过温养气血、培补脾肾元气，激发人体生命的原动力，抵御外邪，增强抵抗力，治疗疾病。此方在用药上紧扣气化失调的病机，针对肿瘤术后患者气化失常而出现的乏力、胁痛、胸闷、咳嗽、头晕等症状，以黄芪为君药，加大用量，方能充分发挥补气兼行气的功效，使气机通畅；而针对患者气虚痰瘀导致的胁痛、肢体疼痛、胃脘胀满等症，则以"气为血之帅、血为气之母"为要旨，充分利用黄芪开通瘀滞、活血止痛、补气生血的作用。白花蛇舌草、半枝莲、半边莲这三味药物均属于抗癌药，三药同用，使清利湿热、解毒抗癌之效倍增。现代药理学研究也证实此三味药可增强机体免疫力，抑制肿瘤细胞的生长。三药与黄芪相互作用，具"攻补兼施"之意，使正气得复，余邪得除，气血得畅。李老在肿瘤术后患者的治疗中时刻注意整体观念，灵活运用异病同治法，临床收效显著。将扶正与抗癌相结合，处处反映出新安医学特有的固本培元、扶正祛邪思想。他在自身经验方的基础上，辨证运用健脾理气、益气滋阴、养血安神等治法，发挥中医药对肿瘤术后化疗患者的干预作用，有效弥补了现代医学在肿瘤术后化疗出现不良反应的不足。

五、肺癌术后化疗不适案（二）

谢某，女，68 岁，司机。2017 年 2 月 9 日就诊。

主诉：咳嗽 1 年余、肩背部疼痛半年。

现病史：患者 1 年前无明显诱因出现干咳，受寒后加重，于中医院就诊，给予消炎、镇咳治疗，效果欠佳，具体用药不详。2016 年 4 月复发，经抗炎等对症治疗后咳嗽缓解，后出现肩背部不适。后患者自觉肩背部酸胀及腋窝疼痛不适加重，白天疼痛为甚。食纳尚可，眠安，二便基本正常。舌红，苔黄腻，脉沉。2016 年 4 月于我院肺活检示：纤维平滑肌组织、软骨组织及少量挤压的肺泡组织，其间见纤维素渗出，少量淋巴细胞浸润。结合影像学考虑（右肺上叶活检）黏膜急慢性炎。"纤支镜刷出物"镜检未找见恶性肿瘤细胞。"痰"涂片 ×2 张（HE）：镜检未找见恶性肿瘤细胞。2016 年 12 月 23 日某中医院胸部 CT 平扫示：①右上肺占位，考虑肺癌伴纵隔、肺内及胸椎、肋骨多发转移；②右肺门及纵隔淋巴结转移。

刻下：咳嗽，痰少。腰背部疼痛明显，乏力纳差。舌质胖、有齿痕，脉弦细。

西医诊断：右上肺占位伴骨转移。

中医诊断：肺岩。

辨证：正虚邪实。

治法：扶正祛邪，抗癌止痛。

处方：黄芪 50g，炒白术 15g，土茯苓 30g，半枝莲 15g，半边莲 15g，白花蛇舌草 25g，金荞麦 30g，制延胡索 30g，制乳香 12g，制没药 12g，百合 30g，南沙参 15g，北沙参 15g，天冬 15g，麦冬 15g，三棱 10g，莪术 10g，川芎 15g，川贝母 9g。7 剂，水煎温服，每日 1 剂，分早、中、晚 3 次服下。

二诊：2017 年 2 月 14 日。患者上方服后，诉肩背部酸胀及腋窝疼痛不适症状同前，白天疼痛为甚，口苦，食纳尚可，眠差，二便基本正常。舌红，苔黄腻，脉沉。

嘱原方继服，另拟中药离子导入方：肉桂 12g，制附片 12g（先煎），当归 12g，制川乌 12g（先煎），制乳香 9g，制没药 9g，秦艽 10g，制大黄 9g（后下），炒白芍 15g，制延胡索 20g，透骨草 15g，海风藤 15g。14 剂，水煎外用，每日 1 剂，分早、中、晚 3 次离子导入。

因患者肩背酸痛，故加用中药离子导入法随证治之。离子导入方以温中散寒、祛瘀通络、抗炎镇痛为主。（注：中药离子导入法是以经络学说理论为依据，以电荷同性相斥的原理，利用连续性电流将药物送至体内治疗部位的一种治疗方法。操作时先将浸有药物的敷贴放置在相应腧穴，然后放置电极板，在两个电极板间形成一个稳定电场，将药物离子不经血液循环而直接透入皮下组织内部，并在组织内保持较高的浓度和较久时间）

三诊：2017 年 2 月 17 日。患者内服汤药已尽，在内服、外治相结合后，患者自觉肩背部酸胀及腋窝疼痛不适较前好转，口苦，食纳尚可，眠差，二便基本正常。舌红，苔黄，脉沉。

方已奏效，原内服方加全蝎 6g，石斛 15g，14 剂，水煎温服，每日 1 剂，分早、中、晚 3 次服下。离子导入方随证继用。嘱患者定期复查肿瘤指标、胸部 CT、骨扫描，保持心情愉悦。

【按语】

本案肺癌骨转移归属于中医学骨瘤、骨蚀、骨瘘疮、骨痹、骨疽等范畴。主要症状是疼痛及功能障碍，甚至病理性骨折。李老认为，正虚邪实是肺癌骨转移的基本病机。《内经》中有"正气存内，邪不可干""邪之所凑，其气必虚"的总则。隋代巢元方在《诸病源候论》中指出："积聚者，由阴阳不和，腑脏虚弱，受于风邪，搏于腑脏之气所为也。"《中藏经》曰："积聚癥瘕杂虫者，皆五脏六腑真气失而邪气并，遂乃生焉，久之不除也，或积，或聚，或癥，或瘕。"金代张元素在《医述》论积证时，亦指出："壮人无积，虚人则有之，脾胃虚弱，气血两衰，四时有感，皆能成积。"明代李中梓《医宗必读》提出："积之成也，正气不足，而后邪气踞之。"明代张景岳《景岳全书》亦云："凡脾胃不足及虚弱失调之人，皆有积聚病。"李老认为肺癌多为"肺虚标实"。"肺虚"有肺阴虚、肺气虚、气阴两虚之别，临床常合并脾虚、肾虚；"标实"多以痰湿、血瘀为主，根据 TNM 分期，Ⅰ、Ⅱ期患者证型多以肺脾气虚为主，Ⅲ期患者可见肺脾气虚、肾阴亏虚、肺阴亏虚等证型，Ⅳ期患者以气阴两虚为主；在肺癌发病过程中，随着手术、放化疗、靶向治疗耗气伤津，阴亏则热毒愈盛，痰湿证逐渐减少，瘀毒证有所增加，但气虚、气阴两虚贯穿始终，同时因为人体正气亏虚，免疫功能下降，多会发生肿瘤的生长、扩散和转移，临床多见于气阴两虚证患者。李中梓在《医宗必读》中指出："初者，病邪初起，正气尚强，邪气尚浅，则任受攻；中者，受病渐久，邪气较深，正气较弱，任受且攻且补；末者，病魔经久，邪气侵凌，正气消残，则任受补。"气虚运行不畅则成气滞，气不行则血不运、津不布，血不运则成瘀，津不布则生痰，气滞血瘀痰湿相互胶结又可形成癌毒，故实以气滞、痰瘀、癌毒为主。肺癌骨转移病位在肺、骨，由于病程迁延日久，肺气阴两虚。治疗当补肺益气，滋阴解毒。当以扶正固本、抗癌解毒药物为主，再佐以温阳镇痛。

　　本案患者为右上肺占位伴骨转移，有关肿瘤骨转移的案例，古人并没有针对性的论述。但中医将肿瘤转移称为"传舍"，"传"指向除原发部位外的其他部位传播，"舍"指停留的某个部位，癌瘤形成之后，正气亏耗，无力固摄，癌毒随经脉播散，侵犯脏腑、组织。明代薛己《外科枢要》曰："若劳伤肾水，不能荣骨而为肿瘤，名为骨瘤。"阐述了骨瘤的发病机制主要为过劳伤肾，不能濡养骨骼，气血失调，病邪随气血凝滞于骨，从而发为骨瘤。因此在治疗时要补肾固气，调气和血。本案一诊方中大剂量黄芪与炒白术相须为用，补气为主，川芎活血行血，通行十二经脉，共奏调和气血之效；现代药理学研究认为，黄芪和白术都明确具有抗肿瘤功效。目前广泛认为黄芪的抗癌机制为直接抗肿瘤作用与宿主免疫应答的激活。研究发现黄芪多糖以剂量依赖性的方式激活巨噬细胞释放 NO、肿瘤坏死因子 -α（TNF-α），并通过增加 Bax/Bcl-2 比例来诱导乳腺癌肿瘤细胞凋亡。在调节机体免疫平衡上，黄芪多糖不仅能通过 CXCR4/CXCL12 靶向抑制 Treg 细胞募集至肿瘤微环境，还可上调 IFN-γ、IL-4 的水平以促进 Th1 分化过程，从而抑制癌细胞逃避免疫监视。此外，小鼠体内实验还发现黄芪多糖可下调 MDR1mRNA 和 P-GP，提高化疗药物敏感性，从而减少多药耐药的发生。白术提取物具有抗肿瘤活性，可以通过线粒体途径加速肿瘤细胞的凋亡。佐以莪术活血通络，取其破血不留瘀、活血不伤正的特点，恰能辅助黄芪补益气血、化瘀通络，以消癌毒阻滞。另外现代药理学研究表明莪术具有强大的抗癌活性，其主要机制为激活癌细胞的凋亡途径，抑制促癌过程，如炎性反应、肿瘤血管的生成与转移。莪术中活性化合物 β- 榄香烯能通过 Fas/FasL 途径直接诱导肿瘤细胞凋亡，亦能通过下调细胞周期蛋白 A（cyclinA）、cyclinB1 及上调 p21WAF1/CIP1、p53 蛋白，使肿瘤细胞发生 G2/M 期细胞周期阻滞。与此同时，莪术在调节肿瘤的炎性环境方面具有强大的作用。β- 榄香烯可调节关键炎性因子如 TNF-α、IL-6、IL-10 的表达水平，并抑制 IL-6/STAT3 途径，从而发挥抗炎作用。同时大量研究证实，β- 榄香烯可通过抑制 VEGF 诱导的血管生成，并通过下调 MMP-2、MMP-9、生长因子 β（TGF-β），上调 E- 钙黏蛋白来减少上皮 - 间质转化的发生，抑制肿瘤细胞的侵袭转移。另外取土茯苓、半枝莲、半边莲、白花蛇舌草、金荞麦增强清热解毒、消积抗癌作用；制延胡索、制乳香、制没药、三棱四种止痛类中药合用，对缓解患者骨转移疼痛起到治标作用；延胡索历来为止痛要药，延胡索乙素（即消旋四氢帕马丁）为主要镇痛物质基础，其左旋体止痛作用较右旋体强，对慢性持续性钝痛效果最佳，其镇痛程度甚至能达到典型镇痛药吗啡的 40%。川贝母、南沙参、北沙参、百合、天冬、麦冬专养肺阴、清肺热、止咳，诸药合用，共奏标本兼治、扶正抗癌止痛之功。北沙参中含有的异欧前胡素在体外抗肿瘤实验中，对人肺癌细胞株 A549 有明显的抑制作用。麦冬中的皂苷类物质可通过增强机体的免疫反应来提高机体抗肿瘤的能力。

二诊，患者疼痛控制欠佳，疼痛是肺癌骨转移的常见症状，严重影响患者的生活质量。李老用离子导入方，肉桂、制附片、制川乌温里去寒之效强，制乳没、制延胡索继续加强止痛作用，当归、炒白芍养血补血，大黄用意在于化瘀，秦艽、透骨草配伍藤类药海风藤，以其轻灵，易通利关节而达四肢，具有清热解毒、消肿祛瘀、消炎解毒之功。中医外治法治癌为独有疗法。吴师机在《理瀹骈文》中指出，"外治与内治有殊途同归之妙"，"外治之理即内治之理，外治之药即内治之药，所异者法耳"。近年，在临床应用上，中医外治法治疗肿瘤已取得一定疗效。中医外治法是根据中医药理论选用活血理气、化痰软坚、消肿解毒类中药制成敷贴剂，外敷肿瘤所在部位的体表，对改善症状、提高生存质量有明显作用。

三诊，患者通过内服、外用相结合，自觉肩背部酸胀及腋窝疼痛不适较前好转。方已奏效，加全蝎6g。全蝎味咸、辛，性平，有小毒，有息风止痉、通络止痛、攻毒散结的功效。对于邪气深经入骨，全蝎能使浊去凝开，气血冲和。现代药理研究也证实，全蝎既能抑制肿瘤细胞生长，具有抗肿瘤作用，又能达到镇痛效果。在相关文献报道中，蝎毒镇痛的效果比吗啡更强，且其镇痛效果随着用药时间的延长而增加。肿瘤晚期，癌毒盘踞、正气极虚，治疗应以补益扶正为要，加石斛补肺气、养肺阴。李老时常训诫，"在运用虫类药时，要特别注意顾护正气。虫类药性猛力专，临床疗效较好，但多有毒性，不良反应明显，治疗时不得一味猛烈攻伐，以致犯虚虚之戒，应中病即止，常配伍扶正之品，使邪去而正不伤，效捷而不猛悍"。

李教授还常告诫我们，中晚期肿瘤患者应"带瘤生存"，在不可治愈恶性肿瘤漫长治疗过程中，当邪正对处于相对平衡的情况下，则可以出现"带瘤生存"的特殊阶段。中医带瘤生存是在整体观念和辨证论治思维指导下，不仅关注肿瘤局部，更关注患者的主观感受和生活质量，防止过度治疗和不合理治疗，带瘤生存理念传承了中医天人合一的整体观念。此时的治疗目的应针对患者体质、重要脏腑、免疫及骨髓功能状况、生活质量的评估，制定个体化、动态调整的扶正抑瘤方案，以期达到及延续正邪相对平衡的状态，从而达到延长生存期、减轻痛苦症状、提高生存质量的目的。针对肿瘤中晚期患者，不仅要治疗疾病，更要注重患者的心理。社会普遍"闻癌色变"，患者自身受病痛、家人情绪及病情好转缓慢等多方面压力，往往会造成心理负担过重，从而导致恐惧、焦虑、反抗等不良情绪发生，严重影响其治疗积极性及生活质量（如睡眠、饮食等），极不利于疾病转归与预后。因此在治疗时不可仅针对疾病，更要注重人文关怀。2006 年世界卫生组织（WHO）将肿瘤定义为可控、可治的慢性疾病，西医也将恶性肿瘤疾病的治疗从局限于恶性肿瘤病灶转变为重视恶性肿瘤疾病患者生存时间和生存质量，对不可根治恶性肿瘤的疗效评估以生存时间和生存质量为主，强调综合评估患者临床症状、主观感受、生活质量、心理状态等多方面的评价指标，这与中医的带瘤生存理念殊途同归。

同时李教授强调在治疗复杂疾病之时，要学会使用多种治疗方法，不可局限单纯用药。例如中医外治法 - 离子导入法，本法在治疗肿瘤疾病方面取得了一定成果。有研究显示，直流电传播过程中介质会吸收能量转换为热能，此"热效应"可使给药速率增加。中药电离子导入可实现程序化靶向给药，又可发挥叠加效应，达到事半功倍的效果。

六、原发性支气管肺癌案

翟某，男，73 岁，离休工人。2017 年 8 月 5 日初诊。

主诉：肺癌术化后 1 年余。

现病史：患者 2016 年 3 月因咳痰、咳血于上海瑞金医院就诊，胸部 CT 提示右上肺占位性病变，后于上海瑞金医院行右肺上叶切除术，术中病理示："右肺上叶"中分化腺癌。术后共行 GP 方案 4 个疗程化疗。近 1 个月来，患者自觉喉中常有少许白黏痰，难以咯出，胃纳欠佳。

刻下：易倦怠，大便干，每日 1 次，余尚可。舌红，苔黄腻。

西医诊断：原发性右支气管肺癌。

中医诊断：肺岩。

辨证：肺脾气虚，痰热互结。

治法：清肺健脾，化痰消瘀。

处方：党参 20g，黄芪 40g，金荞麦 30g，鱼腥草 30g，白花蛇舌草 30g，猫爪草 20g，半边莲 15g，半枝莲 15g，炒薏苡仁 15g，生薏苡仁 15g，炒白术 15g，炙桑白皮 15g，浙贝母 15g，炒黄芩 15g，制半夏 9g，火麻仁 30g，川芎 15g，活血藤 15g，鸡血藤 15g。上方 14 剂，温水煎服，每日 1 剂。

二诊：2017 年 9 月 19 日。患者服上方后，自觉乏力症状改善、食欲明显好转，大便转干，3 天一次，寐可，舌苔黄腻。

续上方加制大黄 9g，炒黄芩 30g，竹茹 15g，芦根 12g，淡竹叶 12g，继服 30 剂。

三诊：2017 年 10 月 27 日。服上方中药后，患者未见明显不适，纳食较前好转，已无咳嗽。方已奏效，原方续服 30 剂。

【按语】

支气管源性肺癌是一种高度恶性的原发性肺部肿瘤，占肺癌的绝大多数，预后极差。支气管源性肺癌占所有肺肿瘤比率的 90% 以上。原发性肺癌是男性第二常见的癌（13%），在女性占第三位（13%）。肺癌是男性和女性癌症死亡的最主要原因，在男性为 32%，在女性为 25%。女性发病率正在迅速上升，本病大多发生于 45—70 岁。

支气管癌一般分为四种组织学类型：鳞状上皮细胞癌，常发生于较大的支气管，通常通过直接蔓延或淋巴结转移而扩散；小细胞未分化癌，早期产生血源转移；大细胞未分化癌，常经血流扩散；腺癌，常为周围性，一般通过血流扩散。所有类型都可经淋巴管扩散。原发性支气管癌预后不良，一般来讲，原发性支气管癌未经治疗者可生存 8 个月，10% ～ 35% 的肿瘤可切除，但总的 5 年生存率约 13%。

本病类属于中医学的"肺积""痞癖""咳嗽""咯血""胸痛"等范畴。如《素问·奇病论》说："病胁下满气上逆……病名曰息积，此不妨于食。"《灵枢·邪气脏腑病形》说："肺脉……微急为肺寒热，怠惰，咳唾血，引腰背胸。"《素问·玉机真脏论》说："大骨枯槁，大肉陷下，胸中气满，喘息不便，内痛引肩项，身热脱肉破䐃。"《难经·论五脏积病》说："肺之积曰息贲……久不已，令人洒淅寒热，喘热，发肺壅。"以上这些描述与肺癌的主要临床表现有类似之处。宋代一些方书载有治疗咳嗽见血、胸闷胸痛、面黄体瘦等肺癌常见证候的方药。金元·李东垣治疗肺积的息贲丸，所治颇似肺癌症状。明·张景岳《景岳全书·虚损》说："劳嗽，声哑，声不能出或喘息气促者，此肺脏败也，必死。"这同晚期肺癌的临床表现相同，并明确指出预后不良。《杂病源流犀烛·积聚癥瘕痃癖痞源流》所提到的"邪积胸中，阻塞气道，气不宣通，为痰为食为血，皆得与正相搏，邪既胜，正不得而制之，遂结成形而有块"，则说明了肺中积块的产生与正虚邪侵，气机不通，痰血搏结有关，对于后世研究肺癌的发病和治疗，均具有重要的启迪意义。

肺癌早期采用手术治疗是获得治愈和远期疗效的可靠手段。放疗和化疗对部分患者近期有效，然而化疗药物在杀死肿瘤细胞、延长患者生存期的同时也杀死了正常细胞组织，尤其是血液、淋巴细胞等。因此，化疗药物常给患者带来各种毒副作用，包括血液系统毒性、消化系统毒性、心血管及周围神经系统毒性，从而加速了肿瘤的进展，影响化疗预后。对于化疗毒副作用，目前现代医学并无有效的防治方案，而中医药成为防治的重要手段。中西医结合治疗，可以互相取长补短，充分发挥各种治疗方法在疾病各阶段中的作用，做到在提高机体免疫力的前提下，最大限度抑制或消灭癌细胞。中西医结合治疗可起到提高疗效或减毒增效的作用，以改善症状，提高生存质量，延长生存期。

本案患者年老体衰，罹患肺癌 1 年，又行手术、化疗，损伤人体正气，余邪未尽，病机属于本虚标实之证。脾为气血生化之源，亦为生痰之源，脾虚则水谷精微不能升化输布，致湿聚生痰，肺主气机升降，亦为贮痰之器，肺脾气虚，阴阳失和，受于风寒或风热之邪，初未成积聚，然年老正虚，祛邪不力，日久留滞成痰，痰气胶结，阻滞肺络，痰瘀为患，结于胸中乃成肺积，痰热郁结于肺，肺失宣降，腑气不通，痰瘀化热互结，灼伤血脉，则咳痰、咳血，肺脾亏虚，脾胃运化失调，气血生化无源，则见纳差，倦怠体乏，肺失宣降，气机不畅，痰热互结，腑气不通，则见大便干结难解。方用黄芪、白术培土生金，固护肺脾；白花蛇舌草、鱼腥草、半边莲、半枝莲、猫爪草化痰散结抗癌；金荞麦、炙桑白皮、浙贝母、炒黄芩、制半夏清肺化痰，降逆止咳；生炒薏苡仁辅白术健脾利湿，与金荞麦合用以解毒消痈排脓；火麻仁润肠通便，泻而不损。全方补中寓消，诸药合用，共奏清肺健脾、化痰消瘀之功，抗癌之力亦贯穿其中，故疗效甚佳。二诊见前方已奏效，患者肺脾气渐盛，食欲亦改善，仍有大便难解，患者正气已复，加望江南、大黄增强泻下之力，疏通气机，加大黄芩用量，增强清肺热之效。三诊时患者自觉诸症皆消，正气已复，精神较前明显改善，故嘱其按原方继服。

李教授认为本案患者年老体虚，又经手术、化疗治疗，正气已伤，食欲不振，脾胃亏虚，预后极差，当重用党参、黄芪配以白术补益脾胃，建运中焦，健复胃气，使气血生化有源，为后续治疗打下基础。李老倡导新安医学

"脾胃元气说"，认为肿瘤治疗整个过程，不论早期还是晚期，应时时注意顾护胃气，以保生化之源不竭，脾胃不败，否则"胃气一败，百药难施"（《医宗必读》）。脾、胃居中焦，为"后天之本""水谷之海""气血生化之源""脏腑经络之根"，五脏的功能活动、气血津液的正常化生，皆依赖于脾胃运化的水谷精微作为物质基础，气血生化源源不断，是积极治疗的基础，也为治疗提供良好的时机，以及药物摄入的有效途径，故当时时顾护。正所谓"四时百病，胃气为本""有胃气则生，无胃气则死"。《素问·平人气象论》曰："所谓无胃气者，但得真脏脉，不得胃气也。"叶天士在《临证指南医案·不食》中说："有胃气则生，无胃气则死，此百病之大纲也。故诸病若能食者，势虽重而尚可挽救；不能食者，势虽轻而必致延剧。"又如《脾胃论》中所讲："元气之充足，皆由脾胃之气无所伤，而后能滋养元气。若胃气之本弱，饮食自倍，则脾胃之气既伤，而元气亦不能充，而诸病之所由生也。脾胃弱则百病即生，脾胃足则外邪皆息。"因此，针对肿瘤患者，李老常注重调补脾胃之气，常以黄芪、白术、山药、太子参、西洋参补益脾胃、健运中焦，使机体正气充沛，气血充足，抗癌能力自然加强，从而达到消除癌肿，防止和抑制肿瘤生长、扩散和转移的目的。

扶正是前提和基础，在扶正的基础上适时、适度祛邪，方能把握肿瘤治疗的精髓。李教授临床常用白花蛇舌草、半枝莲作为抗肿瘤核心药对。白花蛇舌草作为一种传统中药材，在临床上很多癌症治疗经典方剂中都有使用，但中药化学组分复杂，作用靶点多样，因此对其抗肿瘤化学成分及抗肿瘤机制实验研究进行梳理归纳就显得十分有必要。从目前研究现状来看，白花蛇舌草中萜类、蒽醌类、甾醇类、黄酮类、多糖类等化学成分抗癌作用较为突出，抗肿瘤治疗效果与机制实验研究多采用白花蛇舌草水提取或醇提物作用于不同肿瘤细胞来观察体外抗肿瘤作用。现代药理学研究发现，白花蛇舌草可通过协调细胞增殖分化、迁移侵袭、凋亡等多种生物学过程抑制肿瘤发生发展。有学者发现白花蛇舌草乙醇提取物可靶向作用于 ERK/P38-MAPK 信号通路，抑制 MCF-7 乳腺癌细胞中 MMP-9 和 ICAM-1 的表达，从而阻断乳腺癌细胞侵袭和转移。亦有研究证实白花蛇舌草类黄酮提取物可下调 TNF-α、IL-6 和 IL-1β mRNA 水平，并降低 MAPK 信号通路的相关分子磷酸化，从而发挥抗炎活性。近年来相关研究发现，半枝莲中含有黄酮类成分、多糖类成分、二萜类成分等主要抗肿瘤作用成分，其作用机制主要包括抑制肿瘤细胞增殖、侵袭、转移与分化，诱导肿瘤细胞自噬和凋亡，调节机体免疫功能，抗肿瘤血管生成等；所涉及的通路主要包括 Hedgehog 信号通路、STAT3 信号通路、Wnt/β-Catenin 信号通路、Notch1 信号通路、PI3K/Akt 信号通路、c-Met 信号通路等。同时，现代药理学研究发现，半边莲生物碱对 U266 细胞有明显的抑制作用，且呈现浓度依赖效应。其作用机制可能是半边莲通过提高癌细胞胞内游离钙离子浓度而诱导癌细胞凋亡。木犀草素是半边莲黄酮类成分中主要有效成分之一，研究发现木犀草素对肿瘤细胞具有体外抗增殖作用，低浓度（5～10μmol/L）的木犀草素在不同的肿瘤细胞中对抗肿瘤药的增敏作用强度不同，在 Hela 细胞中增敏作用最显著。研究也发现木犀草素能显著诱导人非小细胞肺癌细胞 A549 细胞凋亡和细胞周期阻滞，其作用机制可能是通过上调 JNK 磷酸化，继而激活线粒体凋亡途径，同时抑制 NF-κB 入核，使其不能发挥转录活性。

李老临床常训诫："针对肿瘤患者，在临床治病中是以扶正为主，还是以祛邪为主，要根据每一个患者正气与邪气的孰盛孰衰，还要结合阶段性的变化，做到补与攻灵活自如。"本案患者二诊脾胃之气已复，胃纳可，气血生化有源，正气尚盛，故此当以祛邪为主，加用制大黄增强泻下之力，加量黄芩提升清热之功效，诸药合用，共奏健脾益气、清肺解毒之功，药证合拍，故获全效。

七、右肺癌伴胸腔积液案

张某，男，65 岁，离休工人。2019 年 3 月 15 日初诊。

主诉：咳嗽半年余。

现病史：患者 2018 年 9 月无明显诱因下出现干咳，就诊于皖南医学院第一附属医院，胸部 CT 提示右上肺占位性病变，大小约 3cm×4cm，右肺多发结节灶，考虑转移可能，后行易瑞沙靶向治疗，2019 年 3 月 10 日患者自感胸闷，复查 CT 提示中-大量胸腔积液，现胸闷、咳嗽、咳痰色白，动则气喘，纳差。

刻下：神倦疲乏，面色萎黄。舌质瘦，苔少，脉滑。

西医诊断：肺癌伴肺内、淋巴结多发转移，胸腔积液。

中医诊断：肺岩。

辨证：痰瘀互结，肺肾两虚。

治法：健脾益肾，活血化瘀。

处方：黄芪 40g，金荞麦 30g，炒白术 30g，白花蛇舌草 30g，炒白芍 15g，白芥子 10g，莱菔子 10g，当归 15g，炒白扁豆 15g，制半夏 12g，陈皮 20g，山萸肉 12g，泽泻 10g，炒薏苡仁 25g，太子参 20g，炙甘草 12g。14 剂。

二诊：2019 年 4 月 2 日。患者服用上方后，胸闷较前缓解，纳食增加，舌质颜色转润，仍咳嗽明显，脉滑。

3 月 15 日方中加入花椒 8g，百部 12g，白果 12g。续服 12 剂。

三诊：2019 年 4 月 18 日。患者复查胸部 CT 提示病灶较前基本稳定，胸腔积液较前减少，现患者仍时有咳嗽，纳食尚可，脉滑。

4 月 2 日方中去薏苡仁、白果，加入麦冬 12g，天龙 12g。续服 30 剂。

【按语】

胸腔积液属悬饮病，其病机与水液代谢相关，主要涉及脾阳不振，脾失健运；肺失宣降，水饮内停；肾气不足，气化失司；肝失调达，气机郁滞；三焦痞塞，水聚成饮。脾主运化，能够运化水湿，脾阳不正，运化失职，不能转输水谷精微，水谷不归正化，聚而为饮；肺朝百脉，主治节，通调水道，能够将水液下输膀胱。肺失肃降，不能将脾转输的水谷精微及水液布散周身，或不能将体内产生的浊液下输膀胱，排出体外，而在体内积聚；肾主水，开窍于前后二阴，肾的气化、固摄作用协调，则前后二阴开阖协调，才能将废液排出体外，肾气不足，不能协调各脏腑对水液代谢的影响，导致前后二阴开阖失调，水液积聚体内；肝主疏泄，能够调达气机，若情志不畅，肝气郁滞，气机运行不畅，水道不通，水液积聚，则发为该病。三焦者，决渎之官，水道出焉，被认为是水液代谢的通道。虽然水液输布、排泄与肺、脾、肾及肝的功能相关，但必须以三焦为通道，才能相互协调完成。《圣济总录·痰饮统论》中记载"三焦者，水谷之通道，气之所终始也。三焦通调，气脉平匀，则能宣通水液，行入于经，化而为血，灌溉全身。若三焦气塞，脉道壅闭，则水饮停积，不得宣行，聚成痰饮"。现患者病属晚期恶性肿瘤，治疗以提高生存质量为主。患者久病，体质极差，治疗上培补肺肾，佐以健脾化痰、活血通络，此时应慎用大队利尿攻伐之剂，以淡渗利湿为要。待患者体质稍复，方可攻邪散结。

癌症患者合并恶性胸腔积液多属晚期，且胸腔积液增长迅速，喘憋加重，患者往往不能耐受，严重者可危及生命。中西医结合治疗恶性胸腔积液得到广泛认可，不仅在治疗上优于单纯西药，而且在控制不良反应上也具有优势。本例患者属本虚标实、虚实夹杂之证，正气亏虚为本，水饮痰瘀停聚为标，病位关键在肺、脾、肾。对于胸腔积液的治疗，应当辨病与辨证相结合，辨证即是辨别中医的证候，而辨病则是除了辨清中医的病外，更强调辨清引起胸腔积液的西医病因。

通过临床观察发现，不同的疾病引起的胸腔积液，其中医证候会相应不同。对于晚期恶性肿瘤胸腔积液患者，强调"攻邪散结"，对于正气充足者可祛腐生肌，但是对于气血不足者则当生肌祛腐，否则只会"祛腐生腐"，不能达到生肌的目的。因为人体正气充足，有足够的气血才能生肌；若气血不足，既不能祛邪外出而祛腐，又不能化生气血以生肌。所以对于此类患者，补益气血为当务正道，只有气血充足，才能祛邪外出并化生气血，此时不加用祛邪药物而邪自去，更能邪去正安。

《素问·经脉别论》中对于人体津液代谢过程进行了论述："饮入于胃，游溢精气……水精四布，五经并行。"并且认为水液失司产生的水饮为寒邪，即"诸病水液，澄澈清冷，皆属于寒"。基于这种思想，张仲景认为"病痰饮者"由于感受外邪、年高体虚、失治误治、饮食不节等多种因素，导致胃虚不能游溢精气，脾虚不能散精，肺虚不能通调水道，肾虚不能化气行水，水精不能四布，水湿停留，则化生水饮。由此可知，痰饮属于阴邪，其产生主要由于脏腑阳气不足，主职失司，导致津液不能输布所致，其中以脾阳不足较为多见。因此李老认为，"温药和之"为痰饮病治疗的核心治疗思想。

对于水湿邪气的治疗，可见于《素问·至真要大论》，有论曰"湿淫于内，治以苦热，佐以酸淡，以苦燥之，以淡泄之"。在此理论的指导下，治饮邪时应予温热性质药物助中阳而胜水饮。正如尤怡《金匮要略心典·痰饮咳嗽病脉证并治》云："盖痰饮为结邪，温则易散，内属脾胃，温则能运耳。""和"作为治法见于《灵枢·终始》，有论曰"和气之方，必通阴阳"，张仲景的"和"为平和之法，为"和其不和、平和为度"之义，用于治疗虚实夹杂证候，采用的治疗方式较为柔和，达到驱邪而不伤正的目的。魏荔彤《金匮要略方论本义·卷中·痰饮咳嗽病脉证并治》对张仲景关于痰饮病"温药和之"的理论进行了阐释，认为痰饮病"因虚而成"，治疗应行消驱邪之药与温补阳气之药并用，使得两者相和，从而达到通调脏腑、祛除水饮的目的。

八、右肺癌初治病例

蒋某，女，63岁，离休工人。2015年4月9日初诊。

主诉：发现右肺占位3个月。

现病史：患者2014年12月无明显诱因下出现干咳，在当地治疗无效，2015年1月自觉胸骨柄上端后部疼痛明显，在当地拍片检查考虑"肺结核"可能，于皖南医学院第一附属医院行胸部CT检查示：肺部占位病变（具体报告未见），穿刺病理报告腺癌（报告未见），暂未予以放化疗。

刻下：胸骨柄上端疼痛，咳嗽明显，以干咳为主，咳嗽时左侧胸部疼痛加重，左侧胁肋部局部压痛，余无特殊不适症状，饮食正常，夜眠差，入睡困难，二便调。舌质胖，苔薄白，脉弦滑。

西医诊断：右肺癌。

中医诊断：肺岩。

辨证：痰瘀互结。

治法：化痰散结，健脾攻邪。

处方：黄芪35g，当归15g，金荞麦30g，半枝莲15g，半边莲15g，白花蛇舌草30g，炙干蟾皮4g（先煎），红豆杉树皮15g，黄芩9g，鱼腥草30g，制延胡索25g，川贝母10g，海蛤壳粉15g，炒薏苡仁35g，炒白术25g，北沙参15g，炙款冬花15g，紫菀15g，30剂。

二诊：2015年5月9日，患者服用上药后未诉明显不适，疼痛、咳嗽均较前缓解。刻下：仍时有咳嗽，左侧胸部及胸骨柄处疼痛，纳食尚可，舌质胖，苔白，脉滑。现患者咳嗽仍显，于上方中加入制延胡索20g，白花蛇舌草15g，续服30剂。

【按语】

各种病因均能影响肺的宣降及通调水道的功能，致痰饮、瘀血、邪毒在肺中搏结，日久可成癌肿，正如《杂病源流犀烛·积聚癥瘕痃癖痞源流》云：

"邪积胸中,阻塞气道……皆得与正相搏,邪既胜,正不得而制之,遂结成形而有块。"邪毒、痰饮、瘀血在肺中积蓄日久,常化热化火,耗伤气阴,致气阴两虚。国医大师周仲瑛提出"癌毒"学说,认为癌毒既是病理产物,也是致病因子,与痰、瘀、热相互胶结,耗伤气阴,形成热毒痰瘀互结、气阴两虚的基本病机。朱良春教授认为肺癌的病因病机多因正气先虚,邪毒趁虚而入,致肺气郁滞,痰浊瘀血内生,且多有气阴两虚。临床治疗肺癌注重辨病、辨证与辨症相结合,肺癌病位在肺,但与脾肾关系密切,故在临床治疗中提倡肺、脾、肾三脏同治,结合培土生金、金水相生的五行相生关系,调整阴阳以达到正邪相持。该患者发现病情尚早,体质较好,治疗上予以攻邪散结,以求缩小瘤体。

《素问》谓:"正气存内,邪不可干。""邪之所凑,其气必虚。"阐明正气是抵御邪气的重要倚仗。古今人们的生活方式极为不同。现代社会发展迅速,精神及物质产品非常丰富,今多膏粱逸士,酗酒恣欲,或过度追名逐利、劳心耗神,实乃正气先虚,邪气凑之。肺癌之所成,当先是正气不足,而正气不足,实最先是肺气虚损。清代黄元御《四圣心源》所言"一气周流,土枢四象"理论,升降为机,出入为用,脾胃为枢,肝升肺降。当肺气虚损,宣降治节失常,肺气郁滞,则气机周流失常;脾失传输,清气不升,浊阴不降,津液失输,水湿停聚成痰。痰湿聚肺,肺郁生热,灼津为痰,痰热内蕴,伤阴耗气导致气阴亏虚。清代医学大家周学海在《读医随笔》提到:"夫血犹舟也,津液水也。"肺行清肃之性,全赖肺络津液润泽而不滞。《玉机微义》道:"充则实,少则涩。"当肺阴受损,血脉不充,则血行滞涩,失其畅达。何廉臣《重订广温热论》道:"肺津已受热伤,则气不流行,血必凝滞。"气血受热灼竭,日久乃化滞成瘀,最终痰瘀浊血羁留,闭阻肺络。刘教授认为癌毒乃由烟毒、六淫、时行病毒等外在因素内侵肺络,与上述痰瘀互结而成。癌毒既成,又助生湿浊、水饮、痰、瘀,胶结缠绵,难以清解。所以肺癌的发生发展主要有以下几个过程:肺气虚—气滞湿阻—湿郁成痰—湿蕴化热—痰热灼阴—气阴亏虚、气滞血瘀、痰瘀毒结。因此肺气虚为肺癌之始,外邪为戕肺之贼。

肺为娇脏,病位在上,早期肺气轻滞时,用药宜轻宣透邪、理气开闭为主。殆化热伤阴之时,金受火炼,津燥而伤,当慎用清热寒凉,其虽能顿遏火毒,但易败伤脾阳，乃舍本逐末、惜指失掌之举。此时正邪交争，正虚不能托邪达外，邪热深伏，交互阻络，主张以养阴清热药为主，滋水以降火，伐邪制亢，多选用青蒿、干地黄、鳖甲、胡黄连、银柴胡、知母等。痰乃水液布散、疏泄失常，积聚体内为邪，燥湿化痰或清热化痰之品多为治痰之标，乃权宜之计。《医理真传》言："脾无湿不生痰，水道清则饮不作。"治痰应着重于运脾利湿化痰，通利肺络排痰，可选用鱼腥草、瓜蒌皮、砂仁、生薏苡仁等。终末期患者，久病真气已亏，阴阳耗竭，痰瘀癌毒恣意勃发，封豕长蛇，此时以全正气为要，孟浪伐邪，易犯虚虚之祸，亏者愈亏而亢者愈亢，咎将安归？故法当安邪未至之地，顾神已失之所，正如《医宗己任编》所云："先治人，后治病。"即"留人治病，带瘤生存"。临证以保全正气、安神止痛为要，可以用四君子汤、金水六君煎、酸枣仁汤、甘麦大枣汤等化裁。谨记治病唯有变化融通，方能趋合时宜，以杜其渐。方中以黄芪、北沙参、川贝母益气滋阴、润肺化痰。脾为后天之本，能资生一身。以白术健补脾胃；脾虚生痰助湿，以大量薏苡仁熬液取汁，以之再煎他药，可除湿健脾排痰。薏苡仁色白入肺，味甘和中益胃，性微寒可清热，以大量薏苡仁培土渗湿，《神农本草经》载"薏苡仁，主治筋急拘挛……下气"，故晚期肺癌咳嗽引痛、胸中室闷者，薏苡仁最适宜用之。现代药理学证实，薏苡仁含有薏苡仁酯、薏苡素、豆甾醇、麦角甾醇、甘油三油酸酯等多种抗肿瘤成分，可有效抑制肺癌细胞，缓解癌痛。清代医家尤在泾在《金匮要略心典》中云："痞坚之处，必有伏阳。"故以黄芩、鱼腥草清解伏火；并用干蟾皮、红豆杉树皮、海蛤壳粉、川贝等药物增强化痰散结攻毒之力，诸药相合，可收全功。

（纪超凡整理编辑）

第三节　慢性胃炎验案评析

一、慢性浅表性胃炎案

殷某，男，73岁，离休工人。2020年11月4日初诊。

主诉：胃脘不适2年余。

现病史：患者 2 年前因冲凉水澡、饮冰镇凉饮后渐渐出现胃脘不适，当时未予重视，未经治疗。近两年来患者胃脘不适症状较前明显，同时伴有两胁隐痛不适，每于情绪波动时明显。遂至外院行胃镜检查，提示慢性浅表性胃炎伴糜烂、十二指肠球炎。近期两肋疼痛不适，平素情绪急躁易怒、易汗出。舌质淡红，苔薄白，脉细弦。

辅助检查：2020 年 8 月 3 日，芜湖市第二人民医院胃镜示，慢性浅表性胃炎伴糜烂、十二指肠球炎。2020 年 10 月 16 日，弋矶山医院颈部软组织及淋巴结（彩超）示，双侧颈动脉硬化伴斑块形成。2020 年 10 月 19 日，弋矶山医院甲状腺及颈部淋巴结（彩超）示，甲状腺右叶实性占位性病变（考虑甲状腺腺瘤可能性大；甲状腺多发结节病变，拟 TI-RADS3 类。

刻下：患者胃胀，易嗳气、打嗝，时有反酸，大便呈完谷不化。自觉周身关节疼痛、麻木，运动太过后加重。午后乏力，头昏，口腔发甜，眠差梦多。

西医诊断：慢性浅表性胃炎伴糜烂。

中医诊断：胃痞病。

中医辨证：肝气犯胃证。

治法：平肝和胃，理气消痞。

处方：煅瓦楞子 20g，炒白术 15g，茯苓 15g，乌药 15g，蒲公英 20g，制香附 15g，木香 15g，金钱草 25g，石斛 15g，厚朴 15g，陈皮 15g，九香虫 9g，鸡内金 20g，制延胡索 25g，郁金 20g，薄荷 6g（后下），砂仁 6g（后下），柴胡 9g。14 剂，水煎服，每日 1 剂，早晚餐后 2 小时服。

二诊：2020 年 11 月 18 日。患者服上药后胃胀稍有好转，反酸缓解，两肋隐痛不适明显缓解，情绪急躁易怒好转；夜寐较差，甚至彻夜难眠。舌质淡红，苔薄白，脉细略弦。于上方基础上去薄荷、柴胡，加百合 25g，合欢花 15g，合欢皮 15g。14 剂，水煎服，每日 1 剂，早晚餐后 2 小时服。

三诊：2020 年 12 月 9 日。患者服药 1 个月后胃脘不适、乏力、周身关节疼痛、麻木等症均明显好转，夜间睡眠转佳。疗效满意。（此时李艳主任看诊）

【按语】

胃痞病是指心下痞塞，胸膈满闷，触之无形，按之不痛，望之无胀大，且常伴有胸膈满闷。得食则胀，嗳气则舒。多为慢性起病，时轻时重，反复发作，缠绵难愈。发病和加重常与饮食、情绪、起居、冷暖等诱因有关。乃中焦气机阻滞，升降失和而成，如《素问·六元正纪大论》云："太阴所至为积饮否膈。"又如《素问病机气宜保命集》云："脾不能行气于肺胃，结而不散则为痞。"临床上屡见不鲜，肝气犯胃型胃痞症见胃脘痞塞胀满，连及两胁，胸闷嗳气，喜长叹息，心烦易怒，大便不畅，矢气则舒。烦恼郁怒、情志不畅则重。舌苔薄白，脉弦。病因病机多由七情失和，多思则气结，暴怒则气逆，悲忧则气郁，惊恐则气乱，造成气机逆乱，升降失职。如《景岳全书·痞满》有："怒气暴伤肝气未平而痞。"肝主一身之气机，其疏泄条达，可升清阳之气助脾运化，可降浊阴之气助胃受纳腐熟，厥阴之气上于，阳明之气失降，肝木扰动，先横逆乘胃，故胃脘痞塞，肝经布于两胁，气多走串游移，故胀满攻撑，连及两胁，肝气犯胃，胃失和降，故胸闷嗳气，气滞则肠道传导失常，故而大便不畅，情志不和，则气结复加，故情志郁结则加重。喜长叹息，为肝郁气滞之象，病在气分，故舌苔多薄白，病在里而属肝，故见脉弦。查患者舌质淡红，苔薄白，脉细弦，显一派郁热之象，遂以慢性胃炎方去性温之佛手，以防助阳化热，加重郁结。配伍经验用药金钱草、石斛以清其热。配伍厚朴、陈皮、九香虫、鸡内金理气消食除满。加制延胡索、郁金、薄荷、砂仁、柴胡行气解郁。全方清养相合，彰显新安张氏一脉"固本培元"核心。

胃痞在《内经》称为痞、满、痞满、痞塞等，如《素问·异法方宜论》的"脏寒生满病"，《素问·五常政大论》的"备化之纪……其病痞"，以及"卑监之纪……其病留满痞塞"等都是这方面的论述。《伤寒论》对本病证的理法方药论述颇详，如谓"但满而不痛者，此为痞""心下痞，按之濡"，提出了痞的基本概念；并指出该病病机是正虚邪陷，升降失调，并拟定了寒热并用、辛开苦降的治疗大法，其所创诸泻心汤乃治痞满之祖方，一直为后世医家所常用。《诸病源候论·痞噎病诸候》提出"八痞""诸痞"之名，包含了胃痞在内，论其病因有风邪外入、忧恚气积、坠堕内损，概基病机有营卫不和、阴阳隔绝、血气壅塞，不得宣通。并对痞作了初步的解释："痞者，塞也。言腑脏痞塞不宣通也。"东垣所倡脾胃内伤之说，以及其理法方药，多为后世医家所借鉴，尤其是《兰室秘藏·卷二》所载之辛开苦降、消补兼施的消痞丸、枳实消痞丸，更是后世治痞的名方。《丹溪心法·痞》将痞满与胀满作了区分："胀满内胀而外亦有形，痞则内觉痞闷而外无胀急之形。"在治疗上，丹溪特别反对一见痞满便滥用利药攻下，认为中气重伤，痞满更甚。

《景岳全书·痞满》对本病的辨证颇为明晰："痞者，痞塞不开之谓；满者，胀满不行之谓。盖满则近胀，而痞则不必胀也。所以痞满一证，大有疑辨，则在虚实二字，凡有邪有滞而痞者，实痞也；无物无滞而痞者，虚痞也。有胀有痛而满者，实满也；无胀无痛而满者，虚满也。实痞、实满者可散可消；虚痞、虚满者，非大加温补不可。"《类证治裁·痞满》将痞满分为伤寒之痞和杂病之痞，把杂病之痞又分为胃口寒滞停痰、饮食寒凉伤胃、脾胃阳微、中气久虚、精微不化、脾虚失运、胃虚气滞等若干证型，分寒热虚实之不同而辨证论治，对临床很有指导意义。脾胃居中焦为气机升降之枢，使清升浊降，若气机升降失调，则表现为"胃痞"，故该患者治疗时采用炒白术运脾升清，同时，伴随使用肺、肝经药物，正如《临证指南医案》所言，"左升属肝，右降属肺……使升降得宜"，肺、肝协同脾胃，共司气的升降运动，用药以香附、柴胡等助肝疏泄。现代药理研究认为，砂仁能促进胃排空，调节消化液分泌，具有较好的胃肠黏膜保护作用。

二、慢性浅表性萎缩性胃炎案

范某，女，46 岁，汉族，在职员工。2014 年 10 月 16 日初诊。

主诉：反复胃脘部疼痛 20 余年，加重 7 年。

现病史：患者近 20 余年反复出现胃脘部疼痛，伴嗳气、泛酸明显，伴腹胀，每于情绪激动时明显，未予重视，2007 年患者与家人发生争执后自觉胃脘部疼痛症状加重，呈持续性，与进食无关，在当地医院胃镜检查示，慢性浅表－萎缩性胃炎；病理示，中度肠化。伴嗳气明显，左肩背放射性痛，无明显泛酸，一直外院口服中药治疗，上述症状无明显改善。辅助检查，2007 年当地医院胃镜示，慢性浅表－萎缩性胃炎；病理示，中度肠化。

刻下：患者进食少，胃脘部疼痛明显，夜眠差，入睡困难，睡后多梦，大便每日 1～2 次，不成形，小便正常。舌红质干，苔黄腻，中有裂纹，脉细弱。

西医诊断：慢性浅表性萎缩性胃炎。

中医诊断：胃痛。

中医辨证：肝胃不和证。

治法：平肝和胃，行气止痛。

处方：柴胡 9g，炒白术 15g，茯苓 15g，乌药 15g，蒲公英 20g，制香附 15g，木香 15g，白头翁 15g，生白芍 15g，马齿苋 15g，厚朴 15g，金钱草 20g，陈皮 15g，黄连 15g，延胡索 15g，秦皮 15g。14 剂，水煎服，每日 1 剂，早晚餐后 2 小时服。

二诊：2014 年 10 月 30 日。患者服上药后自觉矢气较前增多，胃脘胀痛减轻，睡眠不佳。大便每日 1～2 次，较前成形，小便、饮食尚可。舌红质干，苔薄黄，中有裂纹，脉沉细。于上方基础上去马齿苋、秦皮，加黄芪 25g，麦冬 15g，玉竹 15g，石斛 15g，预知子（八月札）15g。14 剂，水煎服，每日 1 剂，早晚餐后 2 小时服。

三诊：2014 年 11 月 20 日。患者服药后胃脘胀痛明显改善，矢气改善，睡眠仍较差。饮食、二便尚可。舌质稍红，苔薄，裂纹减轻，脉沉细。上方加合欢花 15g，合欢皮 15g，继服。

【按语】

胃脘痛是以上腹胃脘部近心窝处疼痛为主症的病证，临床主要表现为上腹疼痛不适。"胃病者，腹胀，胃脘当心而痛。"早在《黄帝内经》中即已有了对本病的描述，后世历代医家对胃脘痛的辨证逐渐认识与发展，而当代中医宏观辨证结合消化内镜下微观辨病，在诊断、治疗方面更加成熟与完善。一般初病在气，久病在血。在气者，有气滞、气虚之分。气滞者，多见胀痛，或涉及两胁，或兼见恶心呕吐、嗳气频频，疼痛与情志因素显著相关；气虚者，指脾胃气虚，除见胃脘疼痛或空腹疼痛明显外，兼见饮食减少、食后腹胀、大便溏薄、面色少华、舌淡脉弱等。清代名医叶桂提出了"久病入络""久痛入络"概念，而气滞日久或久痛入络，可致胃络血瘀，表现为疼痛部位固定不移，痛如针刺，舌质紫暗或有瘀斑，脉涩，或兼见呕血、黑便等。出自清代医家陈修园《时方歌括》的丹参饮为治疗络病胃脘痛之良方，活血化瘀、和胃止痛法也成为后世医家治疗胃脘痛的重要方法之一。胃脘痛的基本病机是胃气郁滞，胃失和降，不通则痛。胃脘痛无论寒热虚实，内有郁滞是其共同特征。李艳主任作为新安医学的继承者，对脾胃学说潜心研究，成果颇丰，倡导疏肝气，调畅脾胃之气机。李济仁教授强调，要顺应胃的生理特点，以调畅气机、理气开郁为根本。故益气必兼和胃，用药如黄芪配陈皮、厚朴等。预防上要重视精神的调摄，患者要保持乐观情绪，避免过度劳累及紧张等。

历代医家对情志因素导致胃脘痛论述甚丰。陈言在《三因极一病证方论·九痛叙论》中云："若五脏内动，汩以七情，则其气痞结聚于中脘，气与血搏，发为疼痛。"认为七情过用均可损伤五脏，导致胃脘痛。李东垣在《脾胃论·脾胃胜衰论》中分析情志致病的机理云："喜怒忧恐，损耗元气，资助心火，火与元气不两立，火胜则乘其土位，此所以为病也。"元代医家危亦林在《世医得效方·大方脉杂医科》中也认为"忧气、喜气、惊气、怒气"皆可致"心腹刺痛，不能饮食"。明·方贤在《奇效良方》中曰："胃心痛者……皆脏气不平，喜怒忧郁所致，属内因。"又云："喜、怒、忧、思、悲、恐、惊七气为病，发则心腹刺痛不可忍。"该患者情志不遂，肝失疏泄，气机升降失司，横逆犯胃，木郁土壅而痛；肝胆互为表里，胆汁不循常道，故证见反酸；病情日久，气郁化火，母病及子，心火旺盛，则眠差；木郁达之，治当平肝和胃、行气止痛。方中柴胡、香附疏肝理气；延胡索顺气开郁、和胃止痛；患者睡眠持续不佳，予合欢花、合欢皮解郁安神，服药后症状缓解。在使用辛香理气药的同时，李济仁教授主张升阳不应过于温燥，以防伤及胃阴，同时患者舌红有裂，故配以石斛、麦冬等清淡柔润之品以养胃阴。

三、慢性萎缩性胃炎案针药并用案

李某，男，45岁。2000年5月11日初诊。

主诉：上腹部疼痛10余年。

现病史：患者10余年前出现上腹部不规则疼痛，伴腹泻，食欲减退，嗳气频频，曾先后2次住院。1999年6月2日做胃镜检查示"慢性萎缩性胃炎"。久经药物治疗不见好转。

刻下：症见胃部疼痛，与饮食无关，纳谷不香，时时泛恶，频频嗳气，形容委顿。大便溏薄，舌质淡红，苔薄白，脉弦。

西医诊断：慢性萎缩性胃炎。

中医诊断：胃痞病。

中医辨证：肝胃不和证。

治法：疏肝和胃，健脾益气。

处方：潞党参10g，炒白术15g，云苓15g，姜半夏9g，广陈皮15g，黄芪 20g，三棱 10g，莪术 10g，广木香 10g，佛手柑 10g，梅花 8g，旋覆梗 10g，赭石 20g（先煎）。针灸选穴：中脘、内关、天枢、公孙、足三里、内庭。

二诊：药后诸症减轻，脘痛得减，腹泻好转，偶见嗳气。仍守上方出入，去旋覆梗、赭石，加煅瓦楞 18g（先煎），海蛤粉 9g（分 2 次吞服），以上加减方共服 50 余剂后，饮食恢复正常，腹泻亦止，舌色红润，体重增加，胃镜复查亦基本痊愈。

【按语】

萎缩性胃炎由胃腺萎缩，分泌胃酸减少而产生。西医治疗常以补充胃酸、增加酸度为主，中医亦有以大剂量乌梅为主的方法以补充胃酸，但中医治疗应该强调辨证为主，治病求本。李老认为，萎缩性胃炎病位在胃，胃为阳腑，实证居多。萎缩性胃炎初起，一般多表现为湿热内蕴之实热证，治疗上多从清热祛湿入手。然而，如若病久不愈、正气渐耗，或清利过度，正气损伤，或素体虚弱，正气不足，都可出现虚象而形成虚实夹杂之候，其治较为复杂。特别是出现了阴虚夹湿之证，治疗就更为棘手。滋阴则助湿，使邪更盛，燥湿则伤阴，使正气更为虚损，互为影响，互为因果。为此，医生应详为辨证，根据虚实孰重、孰急而决定治则选用方药，并随时观察病情变化，灵活化裁。

本病其病变脏腑主要在胃，与肝、脾关系密切，由于胆附于肝，与肝同主疏泄，所以与胆也有联系。由于慢性萎缩性胃炎具有病程较久、易反复发作的特点，故临床上往往表现为本虚标实、虚实夹杂证。本虚主要以脾胃虚寒、胃阴亏虚为主；邪实则表现为气滞血瘀、湿热、肝郁。在疾病的发展过程中，脾胃虚弱与气滞血瘀常常互为因果，交错出现，贯穿于整个疾病的始终。本案方中用煅瓦楞、海蛤粉等制酸药，意在通过减少胃酸分泌，给机体造成一种刺激，促进机体本身的代偿作用，并在健脾养胃的基础上逐渐增加胃酸的分泌。若单纯依靠外源性补充增加胃酸，其结果将更加抑制胃自身酸液的分泌，造成分泌腺进一步萎缩，无益于治病。且瓦楞子味咸、性平，归肺、胃、肝经，能制酸止痛，《本草汇言》谓："海蛤粉，化痰饮，下逆气，定喘肿，消胸胁胀满之药。"故萎缩性胃炎用煅瓦楞、海蛤粉等，乃治病求本之反佐法。现代药理学研究认为，半夏对应激性溃疡有轻微的抑制作用，该作用与半夏能显著抑制胃液分泌和抑制胃液酸变有关。半夏对家兔有促进胆汁分泌的作用，能显著增强肠道的输送能力。木香能行气止痛，健胃消食。在大鼠炭末推进率实验中，木香水提取物木香烃内酯对大鼠肠道蠕动有抑制作用。佛手中佛手醇提取液能明显增强家兔离体回肠平滑肌的收缩，抑制家兔离体十二指肠平滑肌收缩，对乙酰胆碱引起的家兔离体十二指肠痉挛有显著解痉作用，对小鼠小肠运动有明显推动作用。李济仁教授谓赭石"生研服之，不伤肠胃""性甚平和，虽降逆气而不伤正气，通燥结而毫无破绽，原无需乎煅也"。

本病的治疗亦可配合针灸治疗，针灸选穴可取中脘、足三里、天枢、内关等。中脘既为胃经募穴，又为八会穴中的腑会；足三里为胃经下合穴与胃经的合穴，"合治内腑"，故足三里穴治疗胃腑的众多疾病疗效均较好；天枢为大肠经的募穴，治疗肠腑疾病疗效显著；内关穴归属手厥阴心包经，为心包经联络于三焦经之络穴，内关穴具有调畅三焦气机、和胃降逆之效，常用于治疗中焦气机失调之胃痛、呕逆等症。

本案患者针药并用，疏肝理气，健脾和胃，可收全功。

四、慢性萎缩性胃炎胃阴亏案

范某，女，49岁，工人。1986年12月17日初诊。

主诉：上腹部嘈杂不适10余年。

现病史：患者10余年前出现胃脘作痛，得食稍安，遂来先生处诊治。1986年7月5日胃镜检查并病理活检示，慢性浅表性胃（角、窦）炎，十二指肠球炎中-重度，具活动性，有糜烂，伴肠上皮非典型增生。大便隐血试验（++）。近日因家务操劳，又兼饮食不慎，胃痛复发，形容憔悴，眠食俱废，嘈杂不适，酸水频吐，口燥咽干，身倦乏力，大便不行，舌红少津，苔薄、脉细数。

刻下：症见胃部疼痛，与饮食无关，纳谷不香，时时泛恶，频频嗳气，形容委顿。大便溏薄，舌质淡红，苔薄白，脉弦。

西医诊断：慢性萎缩性胃炎。

中医诊断：胃脘痛病。

中医辨证：胃阴亏虚证。

治法：育阴养胃。

处方：麦冬 12g，肥玉竹 12g，石斛 12g，当归 12g，炒白芍 12g，焦三仙各 12g，蒲公英 15g，海螵蛸 20g，浙贝母 10g，广木香 8g。14 剂。

二诊：1987 年 4 月 28 日。上方服后，胃脘疼痛减轻，饮食已觉馨香，唯嘈杂吐酸亦然，从上方中去焦三仙，加煅牡蛎 20g，佛手片 9g，疏肝和胃，抑木扶土。

三诊：1987 年 5 月 10 日。药后颇中病机，诸症稳定，大便隐血试验阴性。考虑其病理检查有"肠上皮非典型增生"，故增白花蛇舌草 20g，清热解毒以防其变。

四诊：1987 年 6 月 10 日。胃痛已止，胃气未醒，口淡无味，知饥而纳食不多，头昏乏力，舌红，脉细弦。素亏之体，正气一时不易全复，再予悦脾和胃治之，前方增无花果、绞股蓝各 15g，杵砂仁 6g。

五诊：1987 年 9 月 10 日。诸恙悉减，胃气亦和，纳谷馨香而知饥，精神振奋，病情基本痊愈，脉象和缓。体质素弱，尚须善事珍摄，徐加调治，以冀巩固。

处方：北条参 15g，怀山药 15g，杵砂仁 8g，广木香 10g，川厚朴花 10g，苍术、白术各 10g，木莲果 12g，鸡内金 12g，焦三仙各 12g，制黄精 12g，绞股蓝 20g。

六诊：1987 年 12 月 2 日。调理以来，症情趋于稳定，精神日见充沛，体重亦有增加，再次复查，"肠上皮非典型增生"消失。

【按语】

目前广泛认可的胃癌发展演变模式：正常胃黏膜发展到浅表性胃炎，之后进展到萎缩性胃炎，继而出现肠上皮化生，再出现异型增生（中重度），最后进展到胃癌。因此，早期发现并积极干预萎缩性胃炎，阻断其向胃癌发展，对降低胃癌发病率和病死率意义重大。

目前现代医学治疗萎缩性胃炎主要有药物、内镜和手术手段。李东垣"内伤脾胃，百病由生"的思想，认为脾胃虚弱，无力运化、腐熟水谷，致气血生化不足，脏腑、官窍不得濡润，正不御邪，外邪乘而侵之，湿热毒邪等蕴结于胃，损脾碍胃，日久郁而化热，灼伤胃津，且脾虚难以为胃行津液，致胃阴亏损更剧，胃络枯涩不荣，出现胃黏膜苍白、变薄。气阴两虚是发病的病理基础，如《灵枢》所载"瘦而胃薄者，不胜毒"。李老也认为脾胃虚弱、气阴两亏为本病发生的主要病理基础，补益脾胃是其基本治法。在诊疗脾胃病过程中，多强调一个"动"字，善用轻灵、平和、运动之药，以恢复"脾升胃降"之功能，应"师其法而不泥其病"。

本案乃胃之气阴两伤，肝郁不疏之候。方中麦冬、石斛养胃制肝；鸡内金有健脾开胃、消化食积之功。现代药理研究认为，口服鸡内金后胃液的分泌量、酸度及消化力三者均见增高。鸡内金含胃泌素、角蛋白，鸡内金煎煮液对大鼠灌胃，则大鼠胃液量显著增加，其能使大鼠胃游离酸浓度显著增加，同时显著降低总酸浓度。李济仁教授治胃病善用木莲果。木莲果为木兰科植物木莲的果实，味苦，性凉，功能通便、止咳。治实热便秘、老人干咳。李时珍《本草纲目》云："木莲果可豁心胸。"木香性辛、味苦温，归脾、胃、大肠、胆、三焦经，能行气止痛，健胃消食，给小鼠灌胃，有明显的促进小鼠小肠运动的作用。

患者素体瘦弱，夙有胃疾，此次发病，西医诊断为慢性萎缩性胃炎，实属难治病例。先生据其胃痛日久，嘈杂不适，舌红，脉细数，断为胃阴不足、脉络失养所致，故拟以育阴养胃之药为主随证施治而收效。说明临床应辨证与辨病相结合，不能拘于西医检查。只要临证善于加减变通，当可获得良效。

五、慢性萎缩性胃炎呕吐案

马某，男，42岁，工人。2019年12月17日初诊。

主诉：上腹部不适伴呕吐半年。

现病史：患者半年前出现胃脘不适，当时未予以重视，后出现辛辣后呕吐，空腹时腹胀明显，2019年12月10日胃镜检查并病理活检示，慢性萎缩性胃炎；查幽门螺杆菌阴性，服用奥美拉唑、铝碳酸镁片。

刻下：身倦乏力，面色潮红，嗳气频频，口干、口臭，腹部胀满，按之不痛，大便不行，舌红少津，苔薄、脉细数。

西医诊断：慢性萎缩性胃炎。

中医诊断：胃脘痛。

中医辨证：胃阴亏虚证，胃气上逆。

治法：降逆止呕，益胃养阴。

处方：代赭石 15g（先煎），麦冬 12g，肥玉竹 12g，石斛 12g，炒白芍 12g，茯苓 20g，蒲公英 15g，海螵蛸 20g，浙贝母 10g，广木香 8g，太子参 12g，生白术 20g，旋覆花 10g，枳实 8g，厚朴 10g。14 剂。嘱患者清淡饮食。

二诊：2020 年 1 月 2 日。上方服后，胃脘疼痛减轻，饮食已觉馨香，唯嘈杂感仍在，时有胃胀，上方加荷叶 15g，婆罗子 15g，预知子（八月札）13g，增强和胃升清之性。续服 14 剂之后随访，患者诸症皆除。

【按语】

胃痛是以胃部不适，伴胃胀，甚则恶心干呕为主要临床表现，是内科中最常见的疾病之一。《素问·太阴阳明论》："饮食不节，起居不时，阴受之。阴受之则入五脏，入五脏则腹满痞塞。"脾主运化，胃主受纳，一升一降。正如《素问·阴阳应象大论》云："清气在下，则生飧泄；浊气在上，则生䐜胀。"

李济仁教授指出，胃痛的病位在胃，与肝、脾有关。因此在治疗时既要顾护胃气，又要注重调肝理脾。"脾宜升则健，胃宜降则和。"（《临证指南医案·脾胃门》）脾胃之气升降协调，若脾气虚弱而不能升清，浊气亦不能下降，则上不得精微之滋养而见头晕，如坐舟车，天旋地转。胃中有浊气停滞而见胃胀，下有精微下流而见便溏。患者空腹时胃胀，正如《素问·阴阳应象大论》云："清气在下，则生飧泄；浊气在上，则生䐜胀。"患者一派阴虚之象，时有呕吐，为胃气上逆所致。然滋阴之法亦需配合理气和胃之品。

胃阴亏虚证是由于胃中津液亏虚，导致胃不能正常行使受纳、腐熟水谷功能，是胃失和降、阴虚内热的一种病理状态。正如《临证指南医案·脾胃》曰："所谓胃宜降则和者，非用辛开苦降，亦非苦寒下夺以损胃气，不过甘平或甘凉濡润以养胃阴，则津液来复，使之通降而已矣。"可见叶氏强调养胃阴来使胃通降。胃之受纳腐熟必赖胃阴的濡润，同时充足的胃阴可使胃体濡润，胃气自降，故临床上使用滋阴养胃降逆之法治疗此病获效甚多。中医学认为，胃土属阳，喜润恶燥，二陈、四君之剂偏燥，以健脾为著，而少了顾护胃阴。胃腑忌刚用柔，养胃更宜濡润之品，切忌香燥太过而更伤胃阴，亦不可大量遣用理气之品。故胃阴亏虚宜用养阴不碍胃、清热不伤阴之甘平、甘凉之品。按照中医五行理论，甘为脾之味，酸入肝。肝体阴用阳，肝气的升发需依赖肝津的濡养，若肝津不足，一方面，肝阳易亢，导致肝木乘土；另一方面，肝津匮乏，木失濡养，则阳气不发，无力疏泄，导致木不疏土。酌加酸味泄肝气，以甘酸养阴之法泄肝气、滋胃阴、和胃气、平冲逆。因此，养胃阴之时应注意顾护肝气。

胃属阳土，喜凉喜润，叶天士言"胃汁渐枯，已少胃气下行之旨"，"腑宜通即是补，甘凉濡润，胃气下行，则有效验"，燥土宜润，土润则胃气自下，气血自和，"噎膈反胃"门记载"苏（五四），向来翻胃，原可撑持，秋季骤加惊扰，阳陡升莫制，遂废食不便，消渴不已，如心热，呕吐涎沫，五味中喜食酸甘。肝阴胃汁，枯槁殆尽，难任燥药通关"。该患者因胃阴亏耗，胃气上逆呕吐，故呕吐不剧，然保全之法以养胃为第一药物，服药后出现腹胀，乃清阳不升所致，予以荷叶、婆罗子对症治疗后好转。

（纪超凡整理编写）